Edition Paashaas Verlag

EPV

Autor: **Alexandra Nau**
Originalausgabe: November 2017
Covermotive: Pixabay
Covergestaltung: Michael Frädrich
Lektorat: Floodland Agency
Printed: BoD GmbH, Norderstedt

www.verlag-epv.de

ISBN: 978-3-96174-016-1

Bitte beachten Sie:

Alle in diesem Buch bereitgestellten Informationen stellen in keiner Weise einen Ersatz für eine Diagnose durch einen Heilpraktiker oder Arzt oder eine Behandlung durch ausgebildete Heilpraktiker, Ärzte und Mediziner dar. Die Informationen dürfen nicht für die eigene Therapieauswahl oder gar für eigene Diagnosen verwendet werden.

Die von mir getroffene Auswahl an Nahrungsergänzungsmitteln, Medikamenten, Präparaten obliegt meiner persönlichen Erfahrung. Es besteht kein Anspruch auf Vollständigkeit.

Bitte beachten Sie auch, dass Packungsbeilagen gegebenenfalls abweichende Angaben enthalten können.

Die Deutsche Nationalbibliothek verzeichnet diese Publikation in der Deutschen Nationalbibliografie; detaillierte bibliografische Daten sind im Internet über http://dnb.d-nb.de abrufbar.

Mensch und Gesundheit

– Ursache und Wirkung

Vorwort:

„Mama, erwähnst du mich auch mal in deinem Buch?“

Dies fragte mein elfjähriger Sohn Jannis vor wenigen Tagen, als er mitbekam, dass ich mein zweites Buch veröffentlichen werde. Im letzten Buch hatte ich meinen Mann erwähnt, ohne den ich das alles nicht geschafft hätte. Er hat mich unterstützt, wo er konnte, und unterstützt mich auch jetzt, wo er kann.

Aber es ist auch geboten, unseren gemeinsamen Sohn Jannis lobend zu erwähnen. Er muss mich oft entbehren, wenn ich arbeiten bin und er mal alleine zu Hause bleiben muss. Und das macht er super. Er ist sehr selbstständig für sein Alter und einfach zauberhaft. Manchmal ruft er mich in der Praxis an und fragt, ob er schon mal mit Mini, unserer kleinen Hündin, rausgehen soll, damit ich das nicht mehr machen muss. Jannis hat sich in den letzten elf Jahren wirklich toll entwickelt. Von Geburt an war er immer ein wenig unser Sorgenkind. Als er gerade mal zehn Tage alt war, war er schon das erste Mal krank. Husten, Schnupfen, dicke Mandeln. Husten und Schnupfen gingen, die dicken Mandeln blieben. Mit ihnen kamen ständige Ohrenentzündungen, genauer gesagt: Mittelohrentzündungen. Mit drei Jahren bekam Jannis sogenannte Paukenröhrchen. Das sind kleine Röhrchen, die ins Trommelfell gelegt werden, damit Sekret, welches sich hinter der Membran sammelt, besser abfließen kann und sich nicht anstaut. Mit vier bekam er neue Röhrchen. Diese halfen sehr gut und die Zeit der Mittelohrentzündungen war vorbei. Schuld an dem Desaster waren die dauerhaft vergrößerten Mandeln. Viele werden sich jetzt fragen, warum wir die Mandeln nicht einfach haben entfernen lassen. Klar, das wäre ja eigentlich auch das Logischste gewesen. Mir war damals nicht wohl bei dem Gedanken, dass unser Kind an den Mandeln operiert werden sollte. Unser damaliger HNO-Arzt war ganz meiner Meinung und sagte damals zu mir: „Wäre es mein Kind, würde ich die Mandeln drinlassen. Kopf und Hals wachsen noch und dann passen die Proportionen wieder.“ Also haben wir die Mandeln dagelassen, wo sie hingehören, und darauf gewartet, dass sich die Proportionen anpassen.

In jener Zeit hat eine Mandelentzündung die nächste abgelöst. Fieberschübe alle vier Wochen. Ursächlich waren aber nicht die Mandeln, sondern das Epstein-Barr-Virus. Dieses Virus hat viele Gesichter. Die Symptome reichen von bleierner Müdigkeit über Fieberschübe und Gelenkschmerzen bis hin zu erhöhten Leberwerten und Schilddrüsenstörungen.

Als mir klar war, dass es EBV ist, nachdem es über die Blutwerte nachgewiesen wurde, konnten wir gezielt handeln. Mittlerweile ist Jannis nur noch selten krank und wächst, was das Zeug hält.

Inhaltsübersicht:

Augenerkrankungen

Die Augen sind meiner Meinung nach ein Thema, welches oft vernachlässigt wird.
Sehen wir schlechter, gehen wir zum Augenarzt, und dieser verordnet uns dann gegebenenfalls eine Brille. Aber wird denn auch mal die Frage nach dem Warum gestellt und nach der Ursache des schlechten Sehens geguckt?

Mir selbst ist es vor ein paar Wochen beim Augenarzt noch passiert, dass zum einen nur ein „Wischiwaschi"-Sehtest gemacht wurde und ich zum anderen mit den Worten „Ihr Sehnerv ist etwas blass, aber das ist in Ihrem Alter nicht weiter schlimm" wieder verabschiedet wurde. Natürlich ist es stark vom Augenarzt abhängig, wie lange was untersucht wird und wie kommunikativ dieser dann ist, aber ich denke, dass diese Huschhusch-Behandlung mittlerweile die Regel geworden ist.
Ein blasser Sehnerv ist weder mit vierzig okay noch mit sechzig! Dem muss man nachgehen! Warum ist der Sehnerv blass und wie kann ich es ändern?!

Schauen wir uns erst mal den **Aufbau der Augen** genauer an. Denn das Auge besteht aus weit mehr Teilen, als man denkt.
Von außen gut sichtbar ist die Pupille, die Regenbogenhaut (Iris), die Bindehaut, die Hornhaut, die Wimpern, das Ober- und Unterlid.
Unter dem Oberlid außen an der Schläfenseite befinden sich die Tränendrüsen sowie die Tränengänge. Zur Nasenseite hin befin-

den sich der Tränensack und die Tränenwege. Die Tränenwege leiten Tränenflüssigkeit in die Nase ab.

Im Auge und von außen nicht sichtbar, befindet sich der Ziliarmuskel, die Linse, der Glaskörper, die Netzhaut, die Aderhaut, die Lederhaut, der gelbe Fleck, der blinde Fleck, der Sehnerv sowie die Zonulafasern und die Augenkammern.

Das Auge ist eines unserer Sinnesorgane. Mit Hilfe der Augen sehen wir hell, dunkel, Farben, nah und fern. Dies funktioniert aber nur dank der aufgeführten Teile.

Wenn wir etwas sehen, gelangt diese Information über die Hornhaut in die Pupille und anschließend durch die Linse – den Glaskörper – zur Netzhaut im hinteren Teil des Auges. Hier gelang der Impuls über den Sehnerv dann ins Gehirn.

Pupille und Regenbogenhaut sind das, was uns als Erstes auffällt, wenn wir jemandem in die Augen schauen.

Die Pupille kann geweitet oder ganz eng sein. Die Regenbogenhaut, welche die Pupille umgibt, fällt uns durch ihre Pigmentierung auf. Die Pigmentierung und Struktur der Iris ist bei jedem Menschen anders und – wie ein Fingerabdruck – ganz individuell.

Die Iris ist aber nicht nur dafür da, dem Auge eine hübsche Farbe zu verpassen. Sie dient vielmehr wie die Blende einer Kamera. Durch diese Blendenfunktion verändert sich der Pupillendurchmesser. Ist es sehr hell – wenn also Licht ins Auge fällt –, zieht sich der ringförmige Muskel, welcher am Pupillenrand liegt, zusammen.

Ist es dämmerig oder dunkel, weitet sich der Muskel, und die Pupille wird größer.

Das Auge ist so in der Lage, sich unterschiedlichen Lichtverhältnissen anzupassen.
Über die Farbe der Iris kann ein **Irisdiagnostiker** Rückschlüsse auf die Konstitution des jeweiligen Menschen ziehen.

- blaue Iris – lymphatische Konstitution
- braune Iris – hämatogene Konstitution
- grüne Iris – Mischkonstitution

Je nach Konstitution können sich unterschiedliche Dispositionen ergeben. Mit Disposition ist im medizinischen die Anfälligkeit für bestimmte Erkrankungen gemeint. Eine genetische Disposition kann sich über Generationen durch eine Familie ziehen und anfällig für bestimmte Krankheiten machen.
Hinter der Hornhaut und vor dem Glaskörper befindet sich der Ziliarmuskel. Mit Hilfe dieses Muskels und der Zonulafasern kann sich die Linse der Nah- und Fernsicht anpassen. In der Nahsicht ist der Ziliarmuskel angespannt und die Linse breit. In der Fernsicht ist die Linse hingegen schmal und der Ziliarmuskel entspannt.
Der **Glaskörper** des Auges besteht zum größten Teil aus Wasser und liegt zwischen der Netzhaut (hinten) und der Linse (vorne). Das Volumen des Glaskörpers beträgt circa vier bis fünf Milliliter, wovon – wie schon erwähnt – Wasser den größten Anteil ausmacht. Neben Wasser befinden sich außerdem kleinere Anteile Hyaluronsäure und auch Kollagenfasern im Glaskörper. Hinter dem Glaskörper liegt die schon mehrfach erwähnte Netzhaut. Sie besteht aus Nervengewebe und wandelt einfallen-

des Licht in Nervenimpulse um. Die Netzhaut besteht aus mehreren Zellschichten und den sogenannten Zapfen und Stäbchen. Die **Stäbchen** sind für das Sehen bei Dämmerung oder Dunkelheit zuständig. Die **Zapfen** hingegen sind für das Sehen am Tag/bei Helligkeit zuständig. Die Zapfen werden in S-, M-, L-Zapfen unterschieden und reagieren auf verschiedene Farben. Mengenmäßig sind die Stäbchen den Zapfen weit überlegen. Circa einhundertzwanzig Millionen Stäbchen lassen uns in der Dämmerung und in der Nacht etwas sehen. Circa sechs Millionen Zapfen lassen uns Farben erkennen.
Auf der Netzhaut liegt der sogenannte ***gelbe Fleck***. Hier befindet sich der Punkt des schärfsten Sehens und des Farbsehens.
Der Sehnerv transportiert Impulse, welche von der Netzhaut kommen, weiter zum Gehirn. Auf dem Sehnerv – genauer gesagt: an der Stelle, wo der Sehnerv aus dem Auge austritt – liegt der sogenannte ***blinde Fleck***.

Der Sehnerv ist der zweite der zwölf Hirnnerven und kann in drei Abschnitte unterteilt werden. Ein Teil liegt im Augapfel, ein weiterer in der Augenhöhle, der dritte und letzte Teil im Schädel.
Aus der Hauptschlagader (Carotis) entspringt die Arterie, welche das Auge mit Blut, Nährstoffen und Sauerstoff versorgt. Im Auge teilt sich die Arteria ophthalmica in kleinere Äste auf und versorgt so das gesamte Auge.
Die Vena ophthalmica superior dient dem Blutabfluss aus dem Auge.

So viel nun zu den einzelnen Teilen des Auges. Kommen wir nun zu den verschiedenen **Erkrankungen der Augen**.

Bindehautentzündung

Eine Bindehautentzündung hat nahezu jeder schon einmal gehabt und weiß, wie unangenehm das ist. Das Auge ist gerötet, gereizt, tränt und schmerzt. Auslöser einer Bindehautentzündung können Zugluft, Allergien, Viren oder Bakterien sein. Wichtig ist es, nicht ständig das Auge zu reiben, auch wenn es juckt oder man das Gefühl hat, dass ein Fremdkörper im Auge ist. Kühle Kompressen lindern den Reiz; grelles Licht und Zugluft sind in jedem Fall zu vermeiden.

Kontaktlinsenträger sollten eine Weile auf die Linsen verzichten und lieber zur Brille greifen. Eine Bindehautentzündung klingt meist von allein wieder ab, sofern nicht ein Fremdkörper die Entzündung auslöste.

Wer die Heilung unterstützen möchte, kann zum Beispiel Euphrasia-Augentropfen von WALA® nehmen, Arsenicum album Globuli oder ISO-Augentropfen von der Firma ISO-Arzneimittel GmbH & Co. KG.

Das Auge sollte von außen nach innen mit einem sauberen, angefeuchteten Tuch gereinigt werden. Das Tuch anschließend nicht noch einmal verwenden, damit der Erreger nicht wieder ins Auge gelangt oder gar in das andere Auge übertragen wird.

Schüßler-Salze:
- Nr. 3 Ferrum phosphoricum – Salz des ersten Entzündungsstadiums.
- Nr. 4 Kalium chloratum – Salz des zweiten Entzündungsstadiums.
- Nr. 6 Kalium sulfuricum – ein Salz, welches ebenfalls bei Entzündungen seinen Einsatz findet. Es hat abschwellende Wirkung und lindert Juckreiz.
- Nr. 8 Natrium chloratum – reguliert den Flüssigkeitshaushalt, regt die Entgiftung an.
- Nr. 10 Natrium sulfuricum – dient der Entschlackung, dem Abtransport alter Zellen.
- Nr. 12 Calcium sulfuricum – lindert eitrige Prozesse, unterstützt die Zellerneuerung.

Eine Mischung aus Kochsalz und Augentrostsamen kann als Kompresse verwendet und aufgelegt werden.

Trockene Augen

Gerade in den Wintermonaten haben viele Menschen Last mit trockenen Augen.
Die Augen sind sehr trocken und schmerzen; man hat das Gefühl, als wäre ein Fremdkörper im Auge oder als würde das Augenlid über das Auge reiben. Dies sind die Symptome, die am meisten beklagt werden.
Die Ursache hier ist eine gestörte Produktion der Tränenflüssigkeit zum Beispiel durch Medikamenteneinnahme (Pille, Beta-

blocker, Schlafmittel, Antihistaminika, ASS ...), Nährstoffmangel (unter anderem Vitamin A), hormonelle Störungen, übermäßiges Arbeiten am PC, rheumatische Erkrankungen, Diabetes, Schilddrüsenerkrankungen.
Die Ausführungsgänge der Tränenkanäle sind nicht in der Lage, Tränenflüssigkeit abzugeben, um die Bindehaut und Hornhaut feucht zu halten und Viren, Bakterien und Fremdkörper wegzuspülen. Das Auge wird so anfälliger für Bindehautentzündungen.
Um dem trockenen Auge entgegenzuwirken, ist es wichtig, viel zu trinken und die Ursache abzuschalten. Es hilft ja nichts, wenn immer nur das Symptom behandelt wird, die Ursache aber völlig außer Betracht bleibt.
Auch eine falsch behandelte Bindehautentzündung kann trockene Augen verursachen. So geschehen bei unserem Sohn vor einigen Jahren. Der Kinderarzt verschrieb damals antibiotische Augentropfen. Diese Augentropfen waren zu dem Zeitpunkt weder für ihn als Kleinkind noch für die Art der Bindehautentzündung geeignet, zudem waren die Augentropfen nicht lege artis, also nicht dem fachlichen Standard entsprechend. Der Augenarzt, den wir später aufsuchen mussten, weil die Augen zunehmend trockener wurden, hat ziemlich geschimpft deswegen. Noch heute sind Jannis' Tränenkanälchen durch die Augentropfen gestört, aber es bessert sich stetig durch entsprechende Therapie.
Die Therapie sollte – wie schon erwähnt – immer die Ursache abschalten. Begleitend können zum Beispiel befeuchtende Augentropfen verwendet werden oder auch **Schüßler-Salze**.

- Nr. 8 Kalium chloratum – Dieses Salz wird für die Regulation des Flüssigkeitshaushaltes angewendet.
- Nr. 11 Silicea – das Salz des Bindegewebes. Es fördert die Bindegewebsstärke und wird gegen Lichtempfindlichkeit eingesetzt.

Das Inhalieren von frisch geschnittenen Zwiebeln regt genauso wie das Einreiben der Schläfen mit Pfefferminzöl den Tränenfluss an.

ISO-Augentropfen, Euphrasia-Augentropfen oder Euphrasia cp JSO und Equisetium cp JSO regulieren die Schleimstoffe und den Flüssigkeitshaushalt der Augen.

Gerstenkorn

Ein Gerstenkorn ist ziemlich unangenehm und schmerzhaft. Das Augenlid schwillt im Bereich der Lidkante beziehungsweise im Bereich der Wimpern an, es bildet sich ein Abszess. Ausgelöst wird das Gerstenkorn in der Regel durch Bakterien (Staphylokokken) und ist eher harmlos und ungefährlich. Treten Gerstenkörner gehäuft auf, sollte immer auch an ein geschwächtes Immunsystem gedacht und diese Störung mitbehandelt werden. Auch Diabetes kann eine Ursache für ein Gerstenkorn sein sowie Stress, Nährstoffmangel, Rauchen und eine gestörte Darmflora.

Kompressen mit Euphrasia-Augentropfen lindern den Schmerz, die Entzündung und unterstützen die Regeneration.

Rotlichtanwendungen lindern ebenfalls die Entzündung und lassen das Gerstenkorn „reifen“.

Schüßler-Salze

- Nr. 1 Calcium fluoratum – Salz des Bindegewebes und der Haut. Verhärtetes Gewebe macht es weich, zu weichem Gewebe gibt es die nötige Festigkeit zurück.
- Nr. 3 Ferrum phosphoricum – Salz des Immunsystems und bei Entzündungen. Rötung und Schwellung sind die Symptome einer Entzündung.
- Nr. 4 Kalium chloratum – wird immer dann eingesetzt, wenn entzündliche Schwellungen vorhanden sind. Kalium chloratum unterstützt zudem die körpereigene Entgiftung.
- Nr. 6 Kalium sulfuricum – Salz des dritten Entzündungsstadiums. Kann eingesetzt werden, wenn das Gerstenkorn „reif" und offen ist.
- Nr. 8 Natrium chloratum – reguliert den Flüssigkeitshaushalt. Wenn das Auge geschwollen und ödematös ist, kann hier die Nummer 8 eingesetzt werden.
- Nr. 9 Natrium phosphoricum – Salz des Stoffwechsels, der Säureregulation und der Entgiftung.

Homöopathisch setze ich gerne auch Apis mellifica, Arnica oder Staphysagria ein.

Natürlich gilt auch hier, dass auf einen **ausgewogenen Säure-Basen-Haushalt** und ein intaktes Immunsystem geachtet werden muss. Eine **stabile und intakte Darmflora** legt hierfür einen perfekten Grundstein.

Grauer Star - Katarakt

Der Graue Star ist eine weit verbreitete Augenerkrankung. Die Linse trübt nach und nach ein, sodass die Sehschärfe immer mehr nachlässt.

Der Katarakt kann ausgelöst werden durch Stoffwechselerkrankungen, Viruserkrankungen, Augenverletzungen (Schlag, Prellung, Fremdkörper), Diabetes mellitus, Fehlernährung, Nährstoffmangel, Medikamente (zum Beispiel Kortison), Rauchen, UV-Strahlung, Röntgenstrahlen. Die Erkrankung kann aber auch angeboren oder ererbt sein.

Die Symptome des Katarakt sind meist langsam progredient. Beginnend mit einer leichten Sehschwäche kann die Erkrankung mit unscharfem, verschleiertem Sehen fortschreiten.

Durch erhöhte Blutzuckerwerte können die kleinen Blutgefäße im Auge Schaden nehmen, sodass die Versorgung mit Nährstoffen und Sauerstoff nicht mehr hinreichend gegeben ist. Der Zucker reichert sich nicht nur im Blut an, sondern auch im Wasser innerhalb des Glaskörpers. Dies führt zur Eintrübung und Schädigung der Linse.

Medikamente wie zum Beispiel Kortison können zu Störungen des Vitamin-D- und Calcium-Haushalts führen und das Immunsystem schwächen.

Auch hier gilt, wie bei allen Erkrankungen – die Ursache muss gefunden und beseitigt werden. Es macht keinen Sinn, symptomatisch vorzugehen. Dies kann zwar Beschwerden erst einmal lindern, ist aber auf Dauer nicht zielführend.

Da das **Kammerwasser** aus **Elektrolyten, Ascorbinsäure und Hyaluronsäure** besteht, ist es naheliegend, dass man auch hier einen Nährstoffmangel bemerkt und die Nährstoffe entsprechend auffüllen muss. Vitamin C, E, A, B12, B6, Zink, Selen sollten diversen Studien nach regelmäßig zugeführt werden – vor allem dann, wenn die Ernährung nicht ausgewogen ist, wenn bestimmte Medikamente eingenommen werden oder Stress eine große Rolle spielt.

Logischerweise sollte man aber nicht nur Nährstoffe in Form von Kapseln oder Pulver zu sich nehmen, sondern auch seine Ernährung mal überdenken und verändern. Da Nahrung und Nährstoffe nur dann gut aufgenommen und verwertet werden können, wenn der Darm intakt ist, ist ein Darmcheck mit anschließendem gezielten Aufbau der Darmflora extrem wichtig.

Natürlich kann man auch versuchen mit Schüßler-Salzen (z.B. von der Firma Pflueger) zu behandeln.

Hier eignen sich folgende **Salze** besonders gut:

- Nr. 1 Calcium fluoratum – sorgt für Elastizität und Festigkeit im Bindegewebe, an Sehnen, Bändern und Gefäßen, so auch am Auge.
- Nr. 8 Natrium chloratum – reguliert den Flüssigkeitshaushalt im Körper, regt die Blut- und Zellneubildung an.
- Nr. 9 Natrium phosphoricum – bei Übersäuerung des Gewebes, regt den Stoffwechsel an, hat entgiftende Wirkung.
- Nr. 11 Silicea – das Salz der Schönheit. Es stärkt das Bindegewebe, ist an der Kollagenbildung beteiligt, hält Blutgefäße elastisch, stärkt das Immunsystem.

Heilpflanzen

- Schöllkraut hat eine blutreinigende, entgiftende Wirkung, regt den Stoffwechsel an und wirkt entkrampfend auf den Magen-Darm-Trakt. In Hinsicht auf die Sehorgane hat das Kraut die Fähigkeit, müde und überanstrengte Augen zu regenerieren.

Vor der Behandlung mit Schöllkraut sollte immer ein erfahrener Therapeut hinzugezogen werden.

- Vogelmiere(tee) beinhaltet viele Mineralien und Nährstoffe, die dem Auge zugutekommen. Vogelmiere hat eine schmerzhemmende Wirkung. Dazu entweder Vogelmieretee trinken oder als Tinktur anwenden (Alsine media von der Firma DHU). Vogelmiere enthält Eisen, Magnesium, Kalium, Kupfer, Phosphor, Zink, Kalzium, Vitamin C, Kieselsäure. Für den Tee einfach zwei Teelöffel getrocknetes Kraut oder einen Teelöffel frische Vogelmiere mit zweihundertfünfzig Milliliter heißem Wasser übergießen und fünf Minuten ziehen lassen.

Grüner Star - Glaukom

Durch zu hohen Augeninnendruck wird der Sehnerv sowie die Netzhaut geschädigt. Die Folgen des erhöhten Drucks schädigen und schwächen das Sehvermögen bis hin zur Erblindung.

Der Augapfel ist im Inneren in drei Bereiche unterteilt: die vordere und die hintere Augenkammer sowie der Glaskörperraum.

Iris und Hornhaut bilden einen Winkel, den sogenannten Kammerwinkel. Über diesen Kammerwinkel fließt das Kammerwasser in den ringförmigen Schlemm-Kanal. Liegt eine Schädigung dieses Winkels vor, staut sich das Wasser und der Augeninnendruck steigt. Im Bereich des Kammerwinkels liegen kleine Trabekel, eine schwammartige oder balkenartige Struktur. Ist diese Struktur nicht mehr weich, sondern verhärtet, stört dies ebenfalls den Abfluss des Kammerwassers.

Beim **Normaldruckglaukom** ist der Augeninnendruck normal, das heißt: zwischen zehn und einundzwanzig mmHg (Maßeinheit: Millimeter Quecksilbersäule). Schwankungen im Tagesverlauf können jedoch durchaus auftreten.

Menschen mit eher niedrigem Blutdruck oder schwankendem Blutdruck, wie er unter Blutdruckmedikation durchaus vorkommen kann, haben ein erhöhtes Risiko an Normaldruckglaukom zu erkranken. Auch so kann der Sehnerv geschädigt werden. Ein **hoher Homocysteinspiegel**, **Diabetes mellitus** oder schwankende beziehungsweise zu **hohe Blutzuckerwerte** können ebenfalls ein Normaldruckglaukom auslösen.

Die Gefäßschäden, die durch die aufgeführten Erkrankungen auftreten können, schädigen den Sehnerv und können so den Grünen Star auslösen. Natürlich ist es in diesem Fall am sinnvollsten, den erhöhten Homocysteinwert zu senken, den Blutzucker zu senken beziehungsweise stabil und gleichmäßig zu halten und auch einem möglichen erhöhten Blutdruck auf den Grund zu gehen.

Homocystein ist ein Abbauprodukt aus dem Aminosäurestoffwechsel und hat toxische Wirkung im Körper. Ein erhöhter Homocysteinspiegel erhöht das Risiko für koronare Herzerkrankungen, Schlaganfall, Arteriosklerose, Osteoporose, Demenz, Depressionen, Thrombosen, Morbus Parkinson, Krebserkrankungen, Augenerkrankungen ... Um das Homocystein abbauen zu können, benötigt der Körper eine Kombination aus Vitamin B6, B12 und Folsäure.

Eine **intakte Darmflora** sowie eine ausgewogene, gesunde Ernährungsweise kann auf viele Erkrankungen positiv Einfluss nehmen. So auch auf Diabetes. Durch die Reduktion von Kohlenhydraten aus Weizenmehl und Zucker lassen sich Blutzuckerwerte sehr gut beeinflussen und verbessern. Unterstützen kann man den Glukosestoffwechsel aber auch zusätzlich mit Mikronährstoffen und Spurenelementen. Dies ersetzt aber niemals eine Ernährungsumstellung oder die Änderung der Lebensweise. Es unterstützt den Stoffwechsel und hilft, Insulin und Glukose wieder besser verwerten zu können.

Präparate mit Bittermelone, Chrom, Zink, Ingwer, Curcuma haben positiven Einfluss auf die Blutzucker- und Insulinsensibilität der Zellen.

Neben all diesen Erkrankungen, die unter Umständen den Innendruck und den Nerv schädigen, können auch **Schwermetallbelastungen** eine Rolle spielen und störenden Einfluss nehmen. Eine Testung und anschließende Ausleitung der Schwermetalle macht in diesem Fall Sinn. Rezeptoren können so befreit, Nährstoffe besser aufgenommen und verwertet werden. Auch die Sauerstoffversorgung des Gewebes und der Organe kann sich wesentlich verbessern und so auch zu einer Verbesserung der Lebensqualität führen.

Ergänzend können **Schüßler-Salze** eingesetzt werden, welche Einfluss auf den Flüssigkeitshaushalt, den Stoffwechsel und die Entgiftung nehmen.

Hier kämen die Mineralsalze
Nr. 4 Kalium chloratum,
Nr. 5 Kalium phosphoricum,
Nr. 7 Magnesium phosphoricum,
Nr. 8 Natrium chloratum,
Nr. 9 Natrium phosphoricum,
Nr. 10 Natrium sulfuricum und
Nr. 11 Silicea in Frage.

Vitalpilze:
- Polyporus – hat entwässernde Wirkung, regt den Lymphfluss an, kann den Blutdruck senken
- Pleurotus – reich an B-Vitaminen wie zum Beispiel Vitamin B1, B6, B5, B12 sowie Folsäure und Vitamin C. Dieser Pilz kann auch gut bei erhöhten Homocysteinwerten eingesetzt werden und sorgt für die verbesserte Funktion der Nerven und Muskeln.
- Coprinus – hat blutzuckersenkende Wirkung.
- Maitake – hat ebenfalls blutzuckersenkende Wirkung, unterstützt das ausgewogene Verhältnis von HDL- und LDL- Cholesterin.
- Hericium – hat beruhigende Wirkung auf das Nervensystem.

Alle hier vorgestellten naturheilkundlichen Empfehlungen sollten immer nur in Absprache mit dem behandelnden Therapeuten eingesetzt werden. Jeder Mensch ist individuell und genau so sollte auch seine Therapie sein.
Man nimmt ja auch nicht ein Öl für alle Autos!

Und wo wir gerade bei Autos sind: Jede Therapie, jeder Besuch beim Heilpraktiker kostet auch immer etwas Geld, da sich die gesetzlichen Krankenkassen leider nicht an den Behandlungs- und Therapiekosten beteiligen. Aber wie viel Geld stecken Sie jeden Monat in Ihr Auto, damit es rund läuft und Sie gut und sicher von A nach B bringt? Ihr Auto ist Ihnen das Geld wert, SIE sollten sich das auch wert sein!!! Es geht um Ihre Gesundheit und um Ihre Lebensqualität.
Sollten Sie noch weitere Fragen zum Thema haben, kontaktieren Sie mich bitte.

Borreliose

Borrelien sind schraubenförmige Bakterien, welche unter anderem von Zecken übertragen werden.
Zecken gelten als Parasiten, sie haben keinerlei Nutzen für die Umwelt und können neben Borreliose auch FSME und weitere Erkrankungen übertragen. Es sind weltweit mehr als neunhundert verschiedene Zeckenarten bekannt. In Deutschland ist der Holzbock die bekannteste und am häufigsten vorkommende Zecke. Die Taubenzecke kommt ebenfalls häufig in Deutschland vor und lebt vor allem da, wo sich viele Tauben aufhalten. Beide Zeckenarten können Borreliose sowie FSME übertragen.
Zecken besitzen einen mit Widerhaken besetzten Stechrüssel und sogenannte Kieferklauen (Chelicere). Mit diesen beiden Werkzeugen ritzen sie die Haut an, um Blut mit dem Rüssel saugen und gleichzeitig Sekrete abgeben zu können. Diese Sekrete enthalten neben unter anderem blutgerinnungshemmenden Enzymen oftmals leider auch Bakterien oder andere Krankheitserreger. Diese Krankheitserreger gelangen in der Regel nach vollendetem Saugakt in die Wunde. Die Zecke erbricht und entleert ihren mit Erregern verseuchten Darminhalt in die Wunde und gibt so die Borrelien an ihren Wirt ab. Dies ist auch der Grund, warum Zecken so schnell wie möglich entfernt werden sollten und das natürlich mit so wenig Druck auf den Zeckenkörper wie eben möglich.
Zecken sind mit dem sogenannte Haller'schen Organ ausgestattet. Mit diesem Organ können sie ihren Wirt erriechen oder erschmecken. Die Rezeptoren sitzen in den vorderen Beinen und

reagieren auf Schweiß, Milchsäure, Buttersäure und anderes sensibel.
Weil der Parasit dunkle, warme und gut durchblutete Hautstellen bevorzugt, sind die Kniekehlen, die Leisten und der Haaransatz besonders prädestiniert, um von ihnen aufgesucht zu werden.
Während bei der Stechmücke nur die weiblichen Mücken stechen und Blut saugen, ernähren sich bei den Zecken beide Geschlechter von Blut. Die männlichen Zecken nutzen das Blut ausschließlich für sich, während die weiblichen das Blut für sich und zur Eiproduktion benötigen.
Wie schon erwähnt, gibt die Zecke erst am Ende des Saugvorgangs Bakterien, Viren oder andere Krankheitserreger an den Wirt ab. Der Saugvorgang kann bis zu vierundzwanzig Stunden andauern. Die Erreger sitzen im Darm des Parasiten und werden durch Quetschen oder über das Erbrochene der Zecke in den Organismus übertragen. Daher sei noch mal erwähnt, dass es wichtig ist, die Zecke sofort und ohne sie zu quetschen zu entfernen. Dies verhindert zwar nicht zu hundert Prozent eine Infektion, reduziert das Risiko aber. Bei vielen Zecken sitzen die Erreger auch schon im Speichelsekret und werden direkt am Anfang des Saugvorgangs übertragen.
Zecken sollten auch nie mit Öl oder Alkohol betupft werden, denn auch dadurch erhöht sich das Risiko, dass die Milbe erbricht und Erreger schneller abgibt.
Die **Inkubationszeit** beträgt je nach Stadium wenige Tage bis mehrere Wochen oder sogar Jahre. Bei einigen Patienten zeigt sich die Borreliose durch das sogenannte **Erythema migrans**.

Erythem bedeutet Rötung, Entzündung, gesteigerte Durchblutung. Migrans (von migrare) bedeutet wandern. Erythema migrans bedeutet übersetzt also „Rötung, die wandert“ – Wanderröte.
Die Wanderröte weist darauf hin, dass der Körper beziehungsweise das Immunsystem gegen eine Entzündung arbeitet. Infolgedessen können auch die Lymphknoten anschwellen. Unter Umständen kommt Fieber dazu oder es stellt sich ein allgemeines Krankheitsgefühl ein. Das Erythema migrans kann auftreten, dies muss aber nicht zwingend so sein! Es gibt auch Fälle, bei denen sich in den ersten Wochen keine oder kaum Symptome zeigen.

Die Borreliose wird in **drei verschiedene Stadien** unterteilt, wobei diese Einteilung nicht verlässlich ist. Es gibt auch Verläufe, die völlig atypisch sind.
Im **ersten Stadium** kann es Tage bis Wochen nach einem Zeckenstich zu verschiedensten Symptomen kommen wie zum Beispiel den erwähnten Erythema migrans oder auch Fieber, Muskel- und/oder Gelenkschmerzen, Abgeschlagenheit, Erschöpfung, Lymphknotenschwellung, dem Gefühl, eine Erkältung in den Gliedern zu haben, Schwindel, Kreislaufproblemen, Magen-Darm-Beschwerden.
Im **zweiten Stadium** kann es zu starken Schmerzen im Bereich der Nerven/Nervenwurzeln kommen, welche ausstrahlenden Charakter haben. Manchmal kommt es dabei auch zu Lähmungserscheinungen, zu starken Kopfschmerzen, Schwindel und Sehstörungen.

Im ersten oder aber auch im zweiten Stadium kann es zum sogenannten Lymphozytom kommen. Lymphozyten sammeln sich unter der Haut an, überwiegend im Bereich des Hodens, der Brustwarzen und der Ohrläppchen. Die Haut schwillt durch die Zellansammlung knötchenartig an und weist eine rötlich-blaue Verfärbung auf.
Im **dritten Stadium** kann es zu fibromyalgieartigen Beschwerden kommen, zu Knochenschmerzen sowie zu weiteren Hauterscheinungen. Gegebenenfalls treten an den Streckseiten der Arme und/oder der Beine kissenförmige, bläulich-rote Schwellungen auf. Diese Stellen können im späteren Verlauf pergamentartig werden. Diese Art der Hauterscheinung wird Acrodermatitis chronica atrophicans Herxheimer genannt.

Die Symptome, welche durch die Borreliose auftreten können, sind so vielseitig wie ein Chamäleon.
Die **Neuroborreliose** ist eine Folgeerscheinung der Lyme-Borreliose. Die Borrelien vermehren sich und breiten sich im Körper aus. Hirnhäute und Nervenwurzeln werden befallen und entzünden sich. Wahrnehmungsstörungen, neurologische Ausfälle, Störungen der Blasen- und Darmfunktion, Gangbildveränderungen können die Folge der Neuroborreliose sein. Da das Erscheinungsbild der Neuroborreliose dem der Multiplen Sklerose ähnelt, ist eine genaue Abklärung enorm wichtig.
Der Nachweis einer Borreliose erfolgt in der Regel über eine **Blutuntersuchung**.
Die Kontrolle der **IgM-Antikörpe**r (Immunglobulin M) wird unmittelbar nach dem Zeckenstich veranlasst. Diese Antikörper

werden von den Plasmazellen nach dem Kontakt mit dem Erreger ins Blut abgegeben. Die Erhöhung der IgM-Antikörper weist also auf eine frische, akute Infektion hin. Eine IgM-Erhöhung kann aber auch durch Gallenwegs- und Lebererkrankungen oder durch Autoimmunerkrankungen ausgelöst sein. Immunglobuline M können bis zu sechs Monate im Blut nachweisbar sein.

IgG-Antikörper hingegen können mehrere Jahre im Blut nachweisbar sein. Sie verbinden sich mit dem Erreger und lösen so Abwehrmechanismen im Körper aus. Fresszellen werden gebildet, um die Erreger zu beseitigen. Diese Art der Immunglobuline machen circa achtzig Prozent der gesamten Immunglobuline aus und sind die einzigen Immunglobuline, welche die Plazenta passieren können, um den Embryo schon im Mutterleib zu versorgen und zu schützen. IgG-Antikörper werden immer dann getestet, wenn akute oder chronische Erkrankungen kontrolliert werden sollen. In den ersten vier bis sechs Wochen einer Borrelioseinfektion kann der Antikörpertest auch negativ ausfallen und sollte daher wiederholt werden. Auch ein zweiter negativer Test schließt eine Borreliose nicht aus.

Der **ELISA-Suchtest**, bei dem nach Borrelien-Antikörpern gesucht wird, ist ebenfalls nicht sonderlich zuverlässig. Es gibt viele Patienten, bei denen dieser Test negativ ist, trotzdem sie ein Erythema migrans aufweisen.

Die Schulmedizin sieht im Falle einer Infektion eine Behandlung mit **Antibiotika** vor. Doxycyclin, Amoxicillin, Clarythromycin et cetera sind die Leitlinien-Antibiotika.

Wichtig ist, dass unter der antibiotischen Behandlung der Darm nicht vergessen und vernachlässigt wird. Es gibt gute Präparate, die während der Therapie parallel eingesetzt werden können, um die Darmflora zu erhalten und um nicht das nächste Problem zu schaffen. Immerhin befinden sich drei Viertel der Immunzellen im Darm. Je gesünder und intakter die Darmflora ist, umso besser kann das Immunsystem arbeiten. Wenn also ein Antibiotikum eingesetzt werden muss, dann lassen Sie sich in jedem Fall beraten, was Sie machen können, um die Darmflora aufrechtzuerhalten. Ob ein Antibiotikum eingesetzt werden muss und soll, das entscheidet jeder für sich selbst. Im Kopf behalten sollte man aber, dass es durchaus noch mehr Behandlungsmöglichkeiten gibt. Ein paar davon möchte ich Ihnen kurz auflisten und ein wenig erläutern. Sollten Sie sich für eine der Behandlungsmöglichkeiten entscheiden, besprechen Sie das am besten mit Ihrem behandelnden Therapeuten.

Die Therapie mit der ReguSana ZIST-Kur setzt auf eine Milieuveränderung, um Erregern die Lebensgrundlage zu entziehen. Bei dieser Therapie werden zwei Mittel im Wechsel eingenommen, das Milieu wird so hin- und hergeschaukelt.

Die **Zapper-Therapie** ist eine weitere Behandlungsmöglichkeit. Durch pulsierende Elektrobehandlungen mit Rechteckschwingungen werden verschiedene Frequenzen angesprochen. Erreger werden so abgetötet, das Immunsystem aktiviert und gestärkt.

Infusionsbehandlungen mit Vitamin C und anderen B-Vitaminen sind mein absoluter Favorit. Das Gewebe wird entsäuert, das Immunsystem gestärkt und freie Radikale werden eingedämmt. Der Vorteil der Infusionsbehandlung ist, dass der Magen-Darm-Trakt und die Leber umgangen werden können. Zellen und Gewebe werden so wesentlich besser angesprochen und Speicher effektiver gefüllt. Gerade geschwächte und erschöpfte Patienten können davon profitieren.

Schüßler-Salze:

- Nr. 3 Ferrum phosphoricum – hat eine antientzündliche Wirkung und nimmt Einfluss auf das Immunsystem.
- Nr. 5 Kalium phosphoricum – einsetzbar bei Fieber und zur Nervenstärkung.
- Nr. 7 Magnesium phosphoricum – schmerzende, krampfende Muskeln und Nerven können beruhigt werden.
- Nr. 9 Natrium phosphoricum – zur Säureregulation im Organismus.
- Nr. 10 Natrium sulfuricum – zur Entgiftung und Entschlackung.
- Nr. 18 Calcium sulfuratum – zur Ausleitung, bei Neuralgien und bei Erschöpfung einsetzbar.

Heilpflanzen/Heilkräuter:

- Kade – antibakterielle Wirkung, blutreinigend, stärkt das Immunsystem.
- Zistrose – stärkt das Immunsystem.
- Weihrauch – antientzündliche Wirkung, schmerzlindernd.
- Johanniskraut – schmerzlindernd, nervenberuhigend, nervenstärkend.
- Propolis – antibakterielle, antivirale Wirkung.
- Alant – hat eine krampflösende, antibakterielle und antiparasitäre Wirkung.

Omega-3-Fettsäuren:
Sie zählen zu den Fettsäuren, die der Körper nicht selbstständig herstellen kann. Sie reduzieren Entzündungen, unterstützen den Zellstoffwechsel und das Immunsystem. Gute Omega-3-Quellen sind Leinöl, Walnussöl, Krillöl.

Orthoflor® immun von Orthim KG ist ein Mittel, welches vier Milchsäurebakterienstämme und Zink beinhaltet und sich positiv auf den Darm und das Immunsystem auswirkt.

Vitamine:
- Vitamin B1 (Thiamin) – wichtig für das Nervensystem und für die Erregungsübertragung zwischen Nerven und Muskeln, beteiligt am Kohlenhydratstoffwechsel, relevant für Energiespeicherung und für die Serotoninproduktion.
- Vitamin B6 (Pyridoxin) – in Kombination mit Folsäure und B12 ein unschlagbares Team für die Zellteilung und Zellerneuerung. Ist am Aufbau des Neurotransmitters Serotonin beteiligt und Teil des Immunsystems.
- Vitamin B9 (Folsäure) – beteiligt am Abbau von Homocystein, wichtig für die Zellteilung und das Zellwachstum sowie der Blutbildung.
- Vitamin B12 (Cyanocobalamin) – reduziert in Kombination mit Folsäure und Vitamin B6 den Homocysteinspiegel, dient der Blutbildung und dem Aufbau und Erhalt des Nervensystems.
- Vitamin D – beugt Osteoporose vor, unterstützt das Immunsystem, reduziert das Krebsrisiko, nimmt Einfluss auf das Nervensystem und die Psyche.

- Vitamin C – verbessert die Eisenaufnahme, unterstützt das Immunsystem, Antioxidans, verbessert die Zellatmung und die Zellregeneration, wirkt unterstützend bei der Tumorbekämpfung.

Vitalpilze:

- Cordyceps – stärkt physische und psychische Kraft sowie Herz und Lunge, hat antioxidative Wirkung, beteiligt an Energiegewinnung und Energiespeicherung.
- Coriolus – unterstützt das Immunsystem und ist immer dann einzusetzen, wenn der Körper Stress aufgrund von Krankheit hat. Der Coriolus hat eine antivirale und antibakterielle Wirkung.
- Reishi – hat eine ähnliche Wirkung wie Kortison, ohne aber die Nebennieren zu blockieren. Antientzündliche Wirkung, unterstützt das Immunsystem, verbessert die Sauerstoffversorgung im Körper.
- Hericium – hat eine regulative Wirkung auf das Immunsystem, wirkt entzündungshemmend auf Schleimhäute, vor allem auf die von Magen und Darm. Hat eine beruhigende Wirkung auf das Nervensystem.

Für alle in diesem Kapitel vorgestellten naturheilkundlichen Empfehlungen gilt: Sie sollten immer nur in Absprache mit dem behandelnden Therapeuten eingesetzt werden.

Burn-out – wenn der Körper streikt

Das Wort „Burn-out" ist momentan in aller Munde. Doch was ist Burn-out überhaupt? Wie definiert man Burn-out? Wie lässt sich ermitteln, ob jemand an Burn-out leidet?
Viele Menschen und Mediziner machen Erkrankungen an bestimmten Parametern, Laborwerten aus. Sind diese in Ordnung, muss der Mensch gesund sein, geht ja gar nicht anders, sonst würden die Laborwerte es ja beweisen. Doch auch wenn es für einige Menschen unglaublich klingt, es gibt tatsächlich Erkrankungen, die lassen sich nicht an Laborwerten oder bestimmten Parametern ausmachen.
Betroffene müssen sich oft rechtfertigen und Sprüche anhören wie „Reiß dich doch mal zusammen" oder „Stell dich nicht so an" oder aber auch „Du hast doch gar keinen Stress, mach erst mal meinen Job".
Dabei empfindet jeder Stress anders. Für den einen sind drei Termine in der Woche Stress pur, für den andern sind täglich drei Termine noch lange nicht stressig. Daher lassen sich Stress, Burn-out, Erschöpfung et cetera nicht definieren.

Stress kann durch verschiedenste Dinge ausgelöst werden: Trauer, Hunger, Schmerz, Krankheit, Überarbeitung, anhaltender Lärm, psychische Belastung, falsche Ernährung, Unterzuckerung oder Überzuckerung, Nährstoffmangel ... Faktoren wie Auto fahren, geschlossene Räume, Baustellenlärm, unangenehme Arbeitskollegen oder Chefs lösen psychischen Stress aus und hinterlassen ebenfalls Spuren.

Bei **akutem Stress** schüttet die Nebenniere **Adrenalin** aus. Die Tür schlägt mit einem lauten Knall zu, wir erschrecken uns furchtbar, zucken zusammen. Der nun eingeleitete Adrenalinschub soll eine Fluchtreaktion in uns hervorrufen. Immerhin könnte der Knall Gefahr bedeuten. Vor dieser Gefahr will der Körper uns schützen nach dem Motto „Fight or flight" („Kämpfe oder fliehe"). Das Herz schlägt schneller, die Pupillen und Bronchien erweitern, Energie wird bereitgestellt. Adrenalin ist also für die akute Stresssituation wichtig.

Cortisol hingegen ist für länger **anhaltenden Stress** zuständig. Produziert und ausgeschüttet werden diese beiden Hormone von den **Nebennieren**. Die Nebennieren sitzen wie kleine Häubchen auf den Nieren, stehen aber nicht in direktem Kontakt mit den Nieren. Die beidseitig angelegten Nebennieren bestehen aus der **Nebennierenrinde** und dem **Nebennierenmark**.

Die Nebennierenrinde ist für die Produktion von Cortisol (Glucocorticoid), Aldosteron (Mineralocorticoid) und Androgenen (Sexualhormon) zuständig. Um diese Hormone überhaupt erst produzieren zu können, benötigt die Nebenniere ausreichend Cholesterin. Das Nebennierenmark ist für die Produktion von Adrenalin, Noradrenalin und Dopamin verantwortlich.

Die **Hormone der Nebennieren** benötigt der Körper **zwingend**, um zum Beispiel Entzündungen entgegenwirken zu können sowie zur Regelung des Salz- und Wasserhaushalts, zur Blutdruck- und Blutzuckerregulation, um Stresssituationen perfekt ausgleichen zu können. Schütten die Nebennieren zu viele Hormone aus, kann dies zu erhöhtem Blutdruck, erhöhten Blutzuckerwerten, zu Schlafstörungen und Muskelschwäche führen.

Werden zu wenig Hormone ausgeschüttet, neigen Patienten zu Übelkeit, Schwindel, niedrigem Blutdruck und niedrigen Blutzuckerwerten. Viele klagen aber in erster Linie über bleierne Müdigkeit, Erschöpfung, Schwäche, Antriebslosigkeit. Als wäre der Akku komplett leer und aufgebraucht. Sie fühlen sich wie ausgebrannt.

Die Steuerzentrale dieser Hormone liegt im Gehirn.

Man spricht hier von der Hypothalamus-Hypophysen-Nebennierenachse. Ist genügend Cortisol vorhanden, wird die Steuerung zurückgenommen. Ist zu wenig da, wird mehr produziert und ausgeschüttet. Die Produktion und Ausschüttung unterliegt einer gewissen Rhythmik, einer circadianen Rhythmik. Cortisol wird in der Zeit von 5:00 bis 8:00 Uhr am meisten ausgeschüttet und in Schüben über den Tag verteilt freigesetzt. Durch die Ausschüttung zwischen 5:00 und 8:00 Uhr soll der Mensch aus dem Bett gebracht werden. Wir werden wach und munter und können ausgeruht aufstehen. Kommt diese Rhythmik durcheinander oder wird nicht mehr genügend Cortisol ausgeschüttet, fühlen wir uns schon frühmorgens so, als wäre es spätabends.

Die Hypophyse steuert aber nicht nur die Bildung und Ausschüttung von Cortisol, sondern auch die von FSH, LH, TSH, ADH, Oxytocin, STH, Prolaktin und MSH. Der Hormonhaushalt unterliegt einem Regelkreis, welcher sich den jeweiligen Bedarfszuständen, beispielsweise denen innerhalb des weiblichen Zyklus, anpassen kann.

Haben wir übermäßig viel Stress, kommt der Biorhythmus durcheinander. Es wird eine Zeit lang zu viel Cortisol ausgeschüttet, danach erschöpft die Nebenniere regelrecht. Die Cortisolausschüttung ist auf ein Minimum reduziert. Wir kommen morgens nicht mehr aus dem Bett, fühlen uns um 9:00 Uhr so, als wäre es 22:00 Uhr. Das Immunsystem ist schlapp, sodass wir auch noch jeden Infekt mitnehmen, der gerade an uns vorbeiläuft. Pilze, Bakterien und Viren können ihr Unwesen treiben. Und das schwächt natürlich noch mehr.

Über einen recht einfachen und unkomplizierten **Speicheltest** lässt sich feststellen, ob zu viel oder gar schon zu wenig Cortisol ausgeschüttet wird. Es werden dafür kleine Röhrchen mit Speichel befüllt und anschließend ins Labor geschickt. Entsprechend dem Befund kann dann eine Therapie eingeleitet werden.

„Verprassen" wir durch langanhaltenden Stress zu viel Cortisol, kann dies auch die anderen Hormone mitbeeinflussen. Cortisol entsteht – wie schon erwähnt – aus Cholesterin und wird in den Mitochondrien aus Pregnenolon, der Vorstufe des Progesteron, synthetisiert.

An erster Stelle bei der Behandlung von chronischer Erschöpfung, Burn-out, Stress sollte das **Ausschalten des Stressors** stehen. Wird der Körper durch eine Erkrankung gestresst, sollte die Behandlung der Erkrankung an erster Stelle stehen. Liegt es am alltäglichen Stress, sollte auch hier mal ordentlich aufgeräumt werden: Freiräume schaffen, Aufgaben abgeben, Entspannungstechniken erlernen, regelmäßiger Schlaf im abgedunkelten Raum. Leider lassen sich Stressoren wie Arbeit, Arbeitskollegen, Finanzprobleme nicht einfach mal eben so beseitigen. Hier wäre es wichtig und gut, auf erlernte Entspannungstechniken zurückzugreifen. Alkohol, Koffein und Nikotin sollten in jedem Fall vermieden werden. Koffein ruft die Ausschüttung von Adrenalin hervor, was wiederum den Blutzuckerspiegel steigen lässt. Dem Körper soll so mehr Energie zur Verfügung gestellt werden. Die Bauchspeicheldrüse produziert Insulin, um den Blutzuckerspiegel wieder zu senken. Dieses Hin und Her des Blutzuckerspiegels stresst den Körper. Genau aus diesem Grund sollte auch die Nahrungsaufnahme so konstant und gleichmäßig wie möglich sein. Kleine regelmäßige Mahlzeiten über den Tag verteilt, dazu so wenig Industriezucker, Geschmacksverstärker und Getreide wie möglich. **Weizenmehl sollte komplett vom Speiseplan gestrichen werden**, denn auch das setzt Stressreaktionen im Körper frei. Zucker und Kohlenhydrate nehmen wir täglich nahezu unkontrolliert zu uns. Je nachdem, wie viel wir davon essen, steigt der Blutzuckerspiegel rapide an, fällt aber auch mindestens genauso schnell wieder ab. Wir werden dadurch schlapp, müde und schneller wieder hungrig. Schnell kann sich aus diesem fehlerhaften Essverhalten eine **Insulinresistenz** entwickeln. Das starke Absinken des Blutzuckerspiegels hat einen negativen Einfluss auf den Körper. Die Nebennieren versuchen, den Körper vor der Unterzuckerung zu retten, und schütten vermehrt Cortisol aus. Dies zieht weitere Folgen nach sich wie zum Beispiel eine Störung der Schilddrüsenfunktion.

Die Umwandlung der **Schilddrüsenhormone** T4 in T3 wird gehindert, die Triglyceride steigen an, die Mitochondrien, unsere körpereigenen Kraftwerke in den Zellen, werden gestört und blockiert, sodass es zu Fibromyalgie, chronischer Erschöpfung, Diabetes mellitus, Bluthochdruck, Nahrungsmittelunverträglichkeiten und so weiter kommen kann. Meine Empfehlung lautet in dem Fall, mal ein **Ernährungsprotokoll** anzufertigen und sich gegebenenfalls auch mal bei einem ganzheitlichen **Ernährungsberater** beraten zu lassen.

Für alle der oben genannten Erkrankungen gibt es mittlerweile Medikamente. Wie praktisch, denn dann braucht man ja an seiner Lebens- und Ernährungsweise nichts ändern. Einfach eine, zwei oder drei Tabletten einnehmen und das Problem ist gelöst. Man geht den Erkrankungen nicht mehr auf den Grund, sondern nimmt einfach die Medikamente ein. Ist ja auch viel einfacher. Dabei ist die Liste der Nebenwirkungen wirklich erschreckend und lang.
Anti-Diabetes Präparate und Statine hemmen zum Beispiel die B12-, B6-, Q10- und Selen-Aufnahme. Gerade diese B-Vitamine braucht man aber, um seinen körpereigenen Entgiftungsprozess aufrechtzuerhalten, um Nervenbahnen und Nervenhüllen zu erhalten und auch für die Hormonproduktion.
Cholesterinsenker senken den Cholesterinspiegel, dadurch kann aber unter Umständen nicht mehr genügend Progesteron und Cortisol gebildet werden. Wichtiger wäre doch, sich zu fragen, warum der Cholesterinspiegel hoch ist und ob er wirklich zu hoch ist. Aber die Frage stellen viele schon lange nicht mehr. Sie schlucken einfach, was ihnen rezeptiert wird. Da wird nicht mehr hinterfragt.
Überdenken Sie also auch mal ihren Medikamentenkonsum und überlegen Sie, ob es nicht auch anders gehen kann.

Um ordentlich arbeiten zu können, benötigt die Nebenniere auch **Nährstoffe**. Vor der Einnahme bestimmter Vitamine und Nährstoffe macht die Bestimmung eines Aminogramms und eines Nährstoffspiegels Sinn. So wissen Sie genau, woran es mangelt, und es kostet wirklich nicht die Welt.
Fehlen die B-Vitamine 1, 2, 3, 6, 9 und 12, kann es zu Störungen der Nervenleitfähigkeit, zu Konzentrationsstörungen, zu Gefühlsschwankungen und Stimmungsschwankungen kommen. Bei länger anhaltendem Stress werden genau diese Vitamine aufgebraucht, da der Bedarf steigt. Bei Fehlernährung oder bei unzureichender Aufnahme der Vitamine sind die Speicher schnell leer und die Folgen weitreichend. Die Triglyceridverwertung verschlechtert sich, der Homocysteinspiegel steigt, das Risiko für Herz-Kreislauf-Erkrankungen erhöht sich ebenfalls.

Vitamine:
- Vitamin B1 (Thiamin) – wichtig für das Nervensystem und für die Erregungsübertragung zwischen Nerven und Muskeln, beteiligt am Kohlenhydratstoffwechsel, relevant für Energiespeicherung und für die Serotoninproduktion.
- Vitamin B2 (Riboflavin) – beteiligt an der Blutbildung und der Energiegewinnung, ebenso an der Umwandlung von Purinen zu Harnsäure, antioxidative Wirkung.
- Vitamin B3 (Niacin) – nimmt Einfluss auf den Fettstoffwechsel und die Funktionalität der Neurotransmitter. Wird bevorzugt bei Depressionen und Demenz eingesetzt.
- Vitamin B6 (Pyridoxin) – In Kombination mit Folsäure und B12 ein unschlagbares Team für die Zellteilung und Zellerneue-

rung. Ist am Aufbau des Neurotransmitters Serotonin beteiligt und Teil des Immunsystems.

- Vitamin B9 (Folsäure) – beteiligt am Abbau von Homocystein, wichtig für die Zellteilung und das Zellwachstum sowie der Blutbildung.
- Vitamin B12 (Cyanocobalamin) – reduziert in Kombination mit Folsäure und Vitamin B6 den Homocysteinspiegel, dient der Blutbildung und dem Aufbau und Erhalt des Nervensystems.
- Vitamin D – beugt Osteoporose vor, unterstützt das Immunsystem, reduziert das Krebsrisiko, nimmt Einfluss auf das Nervensystem und die Psyche.
- Vitamin C – verbessert die Eisenaufnahme, die Zellatmung und die Zellregeneration, unterstützt das Immunsystem, Antioxidans, wirkt unterstützend bei der Tumorbekämpfung.
- Vitamin E – dient dem Zellschutz und hat antioxidative Wirkung, verbessert die Sauerstoffversorgung und die Fließeigenschaft des Blutes, unterstützt den Fettstoffwechsel.
- Q10 (Ubichinon-10) – kommt besonders viel in der Skelett- und Herzmuskulatur vor, beteiligt am Energiestoffwechsel, antioxidative Wirkung.

Vitalpilze:

- Cordyceps – stärkt physische und psychische Kraft sowie Herz und Lunge, hat antioxidative Wirkung, beteiligt an Energiegewinnung und Energiespeicherung.
- Coriolus – unterstützt das Immunsystem und ist immer dann einzusetzen, wenn der Körper Stress aufgrund von Krankheit

hat. Der Coriolus hat eine antivirale und antibakterielle Wirkung.
- Reishi – hat eine ähnliche Wirkung wie Kortison, ohne aber die Nebennieren zu blockieren. Antientzündliche Wirkung, unterstützt das Immunsystem, verbessert die Sauerstoffversorgung im Körper.

Schüßler-Salze:
- Nr. 2 Calcium phosphoricum – unterstützt den Körper nach langen Krankheiten dabei, sich besser regenerieren.
- Nr. 3 Ferrum phosphoricum – verbessert die Sauerstoffversorgung im Körper, beteiligt an der Blutbildung.
- Nr. 5 Kalium phosphoricum – unterstützt den Körper bei der Regeneration nach längerem Stress oder nach Krankheit, unterstützt das Immunsystem.
- Nr. 7 Magnesium phosphoricum – fördert die Regeneration bei Stress, unterstützt das Nervensystem und die Muskulatur.

Heilkräuter:
- Lavendel, Melisse, Hopfen, Baldrian wirken beruhigend, ausgleichend und helfen gegen Anspannung und Schlafstörungen.
- Johanniskraut wirkt stimmungsaufhellend und nimmt Einfluss auf Serotonin.
- Rosenwurz entstresst, macht leistungs- und widerstandsfähig, stärkt Nervenzellen.

Ich persönlich arbeite gerne mit Infusionen. Der Vorteil dabei ist, dass ich Nährstoffe schneller in die Blutbahn bringen kann

und keinen Wirkverlust habe, als wenn ich Präparate in Form von Kapseln, Tabletten oder Tropfen gebe.
Als Entspannungstechniken eigenen sich besonders Fantasiereisen, progressive Muskelentspannung und autogenes Training. Entspannungskurse biete ich in der Praxis regelmäßig an. Für mich gehört es einfach dazu.

Chronisch entzündliche Darmerkrankungen

Leider wird der Darm viel zu sehr vernachlässigt und ignoriert. Erst durch das Buch „Darm mit Charme“ von Giulia Enders aus dem Jahr 2014 wurden ein paar Menschen wachgerüttelt und haben – zumindest für die Dauer des Buchlesens – ihrem Darm etwas mehr Aufmerksamkeit geschenkt.

In der Praxis erlebe ich kaum einen Patienten, der keine Darmprobleme hat. Den meisten ist es nur nicht bewusst. Für sie ist es normal, täglich einen Blähbauch zu haben, ständig pupsen zu müssen oder dass sie nur alle paar Tage mal Stuhlgang haben beziehungsweise nach dem Stuhlgang eine halbe Rolle Toilettenpapier benötigen, weil der Po einfach nicht sauber wird. Dabei ist gerade das alles andere als normal.

Unser Darm hat (bei Erwachsenen) eine Gesamtlänge von fünfeinhalb bis sieben Metern und eine Gesamtoberfläche von circa zweiunddreißig Quadratmetern.

Unterteilt wird der Darm in:

- den Dünndarm mit Zwölffingerdarm, Leerdarm und Krummdarm,
- den Dickdarm mit Appendix (Wurmfortsatz), Grimmdarm (aufsteigendes Colon, quer laufendes Colon, absteigendes Colon, s-förmiges Colon) und dem Enddarm.

Die Dünndarmschleimhaut ist faltig, besteht aus Zotten und Krypten. Die Zotten dienen der Aufspaltung und Aufnahme von Nährstoffen. In den Dünndarm, genauer gesagt: in den Zwölffingerdarm, münden Ausführungsgänge der Gallenblase und der Bauchspeicheldrüse. In der Schleimhaut des Dünndarms liegen

Drüsen, welche täglich Sekrete bilden, um die Aufnahme von Nährstoffen zu verbessern. Im Dünndarm befinden sich aber auch die sogenannten Peyer-Plaques. Sie stellen eine Ansammlung von Lymphfollikeln dar und spielen bei der Immunabwehr eine große Rolle. Dringen Erreger ein, wird hier direkt eine Immunreaktion über diese Lymphknötchen ausgelöst.

Wird aufgenommene Nahrung nicht richtig gekaut oder im Magen anständig vorverdaut, weil zum Beispiel Magensäure fehlt, kann der Speisebrei nicht ausreichend weiterverarbeitet werden, was den Entzug von Nährstoffe zur Folge hat. Das Ganze rutscht nahezu unberührt und dazu noch viel zu schnell in den Dickdarm. Hier wird Wasser entzogen und über die unverdauten Bestandteile fallen die Darmbakterien her. Die Masse gärt und „brodelt" dann vor sich hin, produziert Gase. Eine bakterielle Fehlbesiedlung und weitere Probleme sind vorprogrammiert.

Die Darmschleimhaut ist durchgängig mit verschiedenen Mikroorganismen bestückt. Dieses bakterielle Ökosystem wächst stetig ab dem Zeitpunkt der Geburt. Verschiedenste, hauptsächlich anaerobe (ohne Sauerstoff) Bakterien besiedeln den Darm und halten die intestinale Flora im Gleichgewicht. Indem sie dieses körpereigene Ökosystem bewahren, werden auch Nährstoffe optimal aufgenommen; die regelrechte Verdauung von Nahrung ist gewährleistet und das Immunsystem wird aufrechterhalten. Die physiologische Darmbesiedlung kann durch Medikamente, Fehlernährung, Operationen, Stress, Erkrankungen et cetera aus dem Gleichgewicht geraten. Bestimmte Bakterienstämme wuchern auf, verändern den pH-Wert, werden zu starken Histaminbildnern, sodass das Elend seinen weiteren Lauf nehmen kann.

Die Zahl derer, die unter chronischen Darmerkrankungen leiden, hat in den letzten Jahren stark zugenommen. Genveränderungen, falsche Ernährungsweise, extreme Stresszustände, Medikamente und auch unkontrollierte Selbstmedikation sind unter anderem dafür mitverantwortlich.

Wenn sich die kindliche Darmflora schon nicht richtig entwickeln kann, zieht sich dies wie ein roter Faden bis ins Erwachsenenalter durch. Frühgeburtliche Kinder zum Beispiel haben keine großartige Möglichkeit, eine ordentliche Darmflora aufzubauen. Sie werden per (Not-)Kaiserschnitt geboren, bekommen Medikamente, Antibiotika und und und. Der Grundstein für ständige Darmbeschwerden ist damit gelegt.

Die Darmschleimhaut ist in verschiedenen Schichten aufgebaut:

- erste Schicht – Epithelzellschicht,
- zweite Schicht – Bindegewebsschicht,
- dritte Schicht – Muskelschicht.

In der Bindegewebsschicht finden sich Blut- und Lymphgefäße sowie Immunzellen. Damit die Schleimhaut nicht der Selbstverdauung unterliegt, ist sie von einer Schleimhülle umgeben.

Colitis ulzerosa und Morbus Crohn sind wohl die bekanntesten Darmerkrankungen. Zumindest vom Namen her haben viele schon mal etwas gehört. Bei der Colitis ulzerosa ist der Dickdarm von Entzündungen betroffen, beim Morbus Crohn der Dünndarm und/oder der Dickdarm entzündet. Die beiden Erkrankungen unterscheiden sich aber nicht nur hinsichtlich der

Lokalisation, sondern auch daran, welche Schichten der Schleimhaut betroffen sind.
Die Colitis ulzerosa beginnt meist schleichend – mit Durchfällen, teils blutig und mit Schmerzen. Die Darmschleimhaut schwillt an, oft kommt Fieber dazu. Durch die vielen Entzündungen der Schleimhaut wandelt sich die innere Auskleidung des Darms narbig um, wird starr, verdickt sich und wird daher gerne mit einem Fahrradschlauch vergleichen.
Beim Morbus Crohn können alle Schichten des Darms entzündlich verändert sein und zudem auch die Speiseröhre, der Magen sowie der Enddarm. Die Entzündung zieht sich also vom Mund bis zum Po. Die Symptome ähneln denen der Colitis ulzerosa: Durchfälle (meist unblutig), kolikartige Schmerzen, Fieber und Entzündungszeichen im Blut. Viele Nahrungsmittel werden nur schlecht oder gar nicht vertragen. Die Patienten leiden oft an Müdigkeit, Abgeschlagenheit, Eisenmangel, Vitamin-B12-Mangel, Depressionen. Dies wiederum provoziert weitere Erkrankungen wie zum Beispiel Osteoporose.
Neben den beiden genannten Erkrankungen leiden zunehmend mehr Menschen an Divertikeln beziehungsweise an Divertikulitis. Divertikel sind sackartige Ausstülpungen der Darmschleimhaut, welche sich entzünden können und starke Schmerzen verursachen. Divertikel treten zumeist im Dickdarm auf. Schwaches Bindegewebe, welches sich auch am Darm darstellen kann, falsche Ernährung, ständiges Pressen auf der Toilette, Darmträgheit und Verstopfung begünstigen die Entstehung. Eine Divertikulitis kann sehr schmerzhaft verlaufen. Die Schmerzen treten in der Regel im linken Unterbauch auf.

Alle diese Darmerkrankungen schränken im täglichen Leben stark ein. Die Patienten büßen Lebensqualität ein, können nicht mehr so essen, wie sie es gerne würden, sind eingeschränkt in ihrer Leistung und permanent müde. Fistelbildung, Aphten, Pilzerkrankungen (durch die Kortisontherapie), Gelenkentzündungen, Lebererkrankungen, Migräne, Neurodermitis und andere Hauterkrankungen treten bei vielen Patienten zusätzlich auf und schränken noch weiter ein.
Die schulmedizinische Therapie besteht in der Regel aus der Gabe von Antibiotika, Kortison, 5-Amminosalizylsäure (Salofalk) oder der operativen Therapie (operative Entfernung von Darmanteilen). Gerade wenn das Darmlumen stark eingeschränkt ist, ein Darmverschluss droht oder sich Fisteln bilden, ist eine Operation meist unumgänglich. Man kann diese Erkrankungen aber auch sehr gut naturheilkundlich unterstützen, eindämmen und in Schach halten. Wichtig ist es in meinen Augen, dass auf Weizenmehlprodukte, Industriezucker, Milchprodukte und Geschmacksverstärker dauerhaft verzichtet wird. Die Ernährung sollte so ausfallen, dass es den Darm nicht belastet und nicht bläht. Wichtig ist auch, dass ausreichend Flüssigkeit aufgenommen wird, denn über die Durchfälle geht sehr viel Flüssigkeit verloren. Achten Sie darauf, dass Sie keine darmanregenden Getränke wie Kaffee oder diverse Teesorten zu sich nehmen. Essen Sie Fisch, um die Omega-3-Fettsäuren aufzufüllen, Geflügel, gedünstetes oder gekochtes Gemüse. Vermeiden Sie Hülsenfrüchte, Rohkost, Zwiebeln, Sauerkraut, Weizenmehl, Milch und Schweinefleisch. Der Darm sollte gezielt – am sinn-

vollsten nach Floraanalyse – aufgebaut werden. Die Fülle der Präparate ist enorm und sollte individuell ausgewählt werden.

Naturheilkundlich unterstützend wirken **Vitalpilze:**

- Reishi – hat eine beruhigende und ausgleichende Wirkung auf den Darm, hemmt Entzündungen und reguliert die Histaminausschüttung.
- Hericium – regeneriert die Darmschleimhaut.
- Pleurotus – unterstützt die Produktion von Laktobazillen und Bifidobakterien und hat damit eine positive Wirkung auf die Darmflora.
- Auricularia – befeuchtet die Darmschleimhaut.

Schüßler-Salze:

- Nr. 2 Calcium phosphoricum – Regeneration nach langen Krankheiten, hilft bei Fistelbildung und Darmpolypen.
- Nr. 3 Ferrum phosphoricum – Entzündungsmittel, wenn die Entzündung gerade beginnt; unterstützt die Blutbildung.
- Nr. 4 Kalium chloratum – Mittel bei Entzündungen im zweiten Stadium.
- Nr. 6 Kalium sulfuricum – Entzündungsmittel für das dritte Stadium.
- Nr. 24 Arsenum jodatum – verringert die Allergiebereitschaft, stärkt den geschwächten und müden Körper, lindert Entzündungen.

Nosoden-Therapie nach Bach:
Bei der Nosoden-Therapie nach Bach wird eine Stuhlprobe ins Labor geschickt. Dort werden dann die Darmbakterien aufbereitet; daraus wird ein individuelles Präparat in Globuli- oder Tropfenform hergestellt.

Heilkräuter:
- Alant – hat eine krampflösende, antibakterielle und antiparasitäre Wirkung.
- Brombeere – wirkt gegen Durchfall, schlecht heilende Wunden und Ekzeme.
- Kamille – hat eine krampflösende, regenerierende und beruhigende Wirkung.
- Propolis – hat eine gefäßverstärkende, antientzündliche Wirkung. Unterstützt die Zellerneuerung und Zellregeneration.
- Myrte – hat eine entkrampfende, blutreinigende, antientzündliche Wirkung.

Mikronährstoffe:
Gerade beim entzündlich veränderten Darm ist der Aufbau des Mikronährstoffhaushalts extrem wichtig. Die Fülle der Lebensmittel, welche die Patienten nicht vertragen, ist wahnsinnig groß, die Auswahl der bekömmlichen Lebensmittel verschwindend gering. Einseitige Ernährung ist also vorprogrammiert. Durch die Entzündung und das Narbengewebe besteht zusätzlich eine Aufnahmestörung. Eisenmangel, B12-Mangel, Folsäuremangel sind die am häufigsten nachgewiesenen Nährstoffmängel bei Darmerkrankten. Gerade aber diese Nährstoffe sind

wichtig für die Zellteilung, Zellerneuerung, Blutbildung und das Immunsystem. Zink, Selen, Magnesium, Vitamin D sollten auch immer mitkontrolliert werden und, je nach Befund, substituiert werden. Sie spielen unter anderem bei Autoimmunprozessen eine Rolle und dienen als Antioxidans und Entzündungshemmer.

Omega-3-Fettsäuren:
Sie zählen zu den Fettsäuren, die der Körper nicht selbstständig herstellen kann. Sie reduzieren Entzündungen, unterstützen den Zellstoffwechsel und das Immunsystem. Gute Omega-3-Quellen sind Leinöl, Walnussöl, Krillöl.

Weihrauch:
In Studien hat man festgestellt, dass Weihrauch eine ähnlich entzündungshemmende Wirkung hat wie Cortison. Ich setze Weihrauch daher sehr gerne in der Praxis ein.

Curcumin hat eine antioxidative und entzündungshemmende Wirkung. Fette werden besser verdaulich, Blähungen und Völlegefühl können gelindert werden.

Leinsamen und Chiasamen bilden, wenn man sie in Wasser quellen lässt, einen Schleimfilm. Dieser legt sich wie eine Schutzschicht über die Darmschleimhaut.

Myrrhe und Kamille haben entzündungshemmende Wirkung. Das Präparat Myrrhinil intest vereint diese beiden Pflanzenstoffe, um die Magen-Darm-Funktion zu erhalten und Entzündungen zu bekämpfen. Zusätzlich ist in den Kapseln noch Kaffeekohle enthalten, welche eine zusammenziehende (adstringierende) Wirkung hat. Gase, Toxine und andere Abbauprodukte werden gebunden und ausgeschieden. Dies ist wichtig, damit sie den Stoffwechsel nicht weiter belasten. Auch die Behandlung mit dem Escherichia coli Nissle hat in verschiedenen Versuchen gezeigt, dass sich die Darmflora positiv verändert und dem Patienten gut tut. Ich setze diese Therapie gerne in Form einer Infusion an, da ich so den Magen-Darm-Trakt und die Leber umgehen kann.

Orthoflor® immun von Orthim KG ist ein Mittel, welches vier Milchsäurebakterienstämme und Zink beinhaltet und sich positiv auf den Darm und das Immunsystem auswirkt.

Wenn Sie im akuten Stadium der Erkrankung Medikamente wie Cortison oder Antibiotika einnehmen, lassen Sie sich in jedem Fall von einem Heilpraktiker/Heilpraktikerin beraten, was Sie begleitend tun können, damit die Darmflora intakt bleibt. Der Candida albicans, ein Hefepilz, wird meist dann aktiv, wenn zum Beispiel Antibiotika oder Cortison eingenommen werden. Aber auch die Pille und eine zuckerlastige, kohlenhydratreiche Ernährung erhöhen das Risiko einer Überwucherung mit dem Candida albicans. Er verursacht Symptome wie Blähungen, Heißhungerattacken, Gelenkschmerzen, wiederholte Pilzinfektionen (beispielsweise im Scheidenbereich), Lebererkrankungen, Hautveränderungen, Migräne ... Der Hefepilz baut Kohlenhydrate aus der Nahrung zu Fuselalkoholen ab. Die dauerhafte Belastung durch die Fuselalkohole schädigt die Leber und auch den Darm. Die Behandlung dieses Pilzes sieht vor, ihm die Ernährungsgrundlage zu entziehen und ihn dann mit probiotischen Präparaten und pflanzlichen, antimykotisch wirkenden Mitteln einzudämmen. Zucker- und kohlenhydrathaltige Lebensmittel sollten daher eine Zeit lang vermieden werden. So wird dem Candida die Lebensgrundlage entzogen, die Bildung der Fuselalkohole wird gestoppt. Leber und Darm können sich dann wieder erholen und entsprechend aufgebaut werden.

Eisenmangel

Von Eisenmangel hat jeder schon einmal gehört. Äußert jemand Müdigkeit oder Abgeschlagenheit, ist blass und antriebslos, bekommt er häufig sofort den gut gemeinten Rat, doch mal den Eisenspiegel kontrollieren zu lassen. Da Eisen unter anderem für den Sauerstofftransport im Körper zuständig ist, ist die Idee, den Wert kontrollieren zu lassen, gar nicht mal so verkehrt. Die klassischen Symptome eines Eisenmangels sind bleiche Haut und blasse Schleimhäute, Müdigkeit, Erschöpfung, Haarausfall, brüchige Nägel, eingerissene Mundwinkel (Rhagaden), Kopfschmerzen, niedriger Blutdruck.

Eisen ist für den Zellaufbau zuständig, nimmt Einfluss auf die Nervenzellen, hat eine wichtige Rolle im Immun- und Hormonsystem. Ist der Eisenspeicher leer, können diverse Hormone wie zum Beispiel Serotonin, Melatonin, Dopamin, Cortisol nicht produziert werden.

Da Eisen, wie oben schon geschrieben, für den Sauerstofftransport wichtig ist, ist es nur logisch, dass wir uns bei einem Eisenmangel müde, abgeschlagen und schlapp fühlen. Je weniger Eisen, desto geringer die Sauerstoffaufnahme. Wenig Sauerstoff = wenig Energie in der Zelle. Logisch, oder? Da die Versorgung der Zellen ebenfalls sehr schlecht ist, werden die Haare spröde und fallen aus, Nägel werden brüchig, die Mundwinkel reißen ein.

Der tägliche Eisenbedarf liegt bei circa zehn bis zwanzig Milligramm. Unser Körper kann Eisen nicht selbst herstellen und ist somit auf Zufuhr von außen angewiesen. Ernähren wir uns einseitig und ungesund, nehmen wir kaum oder gar kein Eisen auf. Der Eisenmangel ist vorprogrammiert. Unter normalen Umständen verbrauchen wir circa ein bis zwei Milligramm Eisen täglich. Es gibt aber auch Phasen, in denen der Körper wesentlich mehr Eisen verbraucht beziehungsweise verliert – so zum Beispiel in der Menstruationszeit oder auch bei Operationen. Starke Hämorrhoidalblutungen lassen den Bedarf steigen, ebenso eine Geburt oder Tumore und Magengeschwüre. Im Schnitt gehen pro einem Milliliter verlorenem Blut circa 0,5 Milligramm Eisen mitverloren.

Möchte man einen Eisenmangel nachweisen, sollten in jedem Fall Eisen, Ferritin, Transferrin im Blut untersucht werden. Transferrin dient dem Eisen als Transportmedium und ist ein Eiweiß, welches in der Leber gebildet wird. Dieses Eiweiß transportiert das Eisen zur Zelle, zu den Organen, zum Knochenmark sowie zu den Muskeln. Ferritin ist ebenfalls ein Eiweiß. Es speichert das Eisen. Würde das Eisen frei kursieren und nicht in einen Speicher transportiert werden, hätte es eine toxische Wirkung auf den Körper, und genau aus diesem Grund sollte man auch nicht einfach wahllos Eisenpräparate einnehmen, ohne zu wissen, ob ein Mangel vorliegt. Nimmt man Eisen im Überschuss ein, sind alle Speicherplätze belegt, das Eisen bewegt sich frei durch den Körper und kann dort zu Schäden führen. Hämoglobin, abgekürzt HB, bezeichnet den roten Farbstoff in den Erythrozyten. Hämoglobin bindet Sauerstoff im Blut. Bei einem Eisenmangel werden erst die Eisenspeicher geleert. Das heißt, der Ferritinwert schwindet zuallererst. Im späteren Verlauf steigt das Transferrin an. Der Anstieg liegt am vermehrten Transport aus dem Depots im Blut. Erst später kommt es dann zum Absinken des Hämoglobins. Die Reihenfolge zeigt, dass die alleinige Bestimmung des HB-Wertes nicht ausreichend ist, um einen Eisenmangel aufzudecken. Es bedarf auch immer der Bestimmung von Ferritin und Transferrin, um adäquat handeln und eingreifen zu können. Über die Nahrung nehmen wir zweiwertiges und dreiwertiges Eisen auf. Zweiwertiges Eisen wird besser verwertet und stammt in der Regel aus tierischer Nahrung. Dreiwertiges Eisen entstammt dem Gemüse und Obst und wird schlechter aufgenommen. Das ist auch der Grund, warum Rohköstler oft einen Eisenmangel haben. Kaffee, bestimmte Teesorten, phosphathaltige Getränke, Calcium, Magnesium, bestimmte Getreideprodukte und Medikamente wie zum Beispiel Magensäureblocker, Antazida, Cholesterinsenker können die Eisenaufnahme hemmen. Vitamin C hingegen fördert die Eisenaufnahme. Sanddorn, Zitrone, Paprika, dunkle Kohlsorten, Hagebutte, dunkle Johannisbeeren haben einen sehr hohen Vitamin-C-Gehalt und eigenen sich daher sehr gut, um die Eisenaufnahme zu unterstützen. Fleisch und Fisch sind auch gute Eisenlieferanten und sollten daher regelmäßig mit in den Speiseplan eingebaut werden.

Aber nicht nur mangelnde Eisenaufnahme durch die Ernährung und Eisenverlust durch Blutungen kann einen Eisenmangel auslösen. Auch eine nicht intakte Darmflora kann ursächlich sein. Unser Dünndarm ist mit den sogenannten Mikrovilli ausgekleidet. Diese Mikrovilli dienen der Oberflächenvergrößerung, zur Nährstoffaufnahme. Werden die Mikrovilli durch zum Beispiel eine Glutenunverträglichkeit und die daraus resultierenden Entzündungen geschädigt, können Nährstoffe nicht mehr aufgenommen werden. Nährstoffe, Vitamine und Spurenelemente sind extrem wichtig, um bestimmte Körpervorgänge wie etwa die Blutbildung und diverse Stoffwechselvorgänge aufrechtzuerhalten. Wer durch Antibiotikaeinnahme, Stress, Medikamente, Fehlernährung eine geschädigte Darmflora hat, sollte auch mal ein Auge auf die oben genannten Eisenwerte werfen.

Der oben aufgeführte Blutverlust führt natürlich nicht nur zu einem Eisenmangel. Es kann auch eine Blutarmut entstehen. Die Blutzellen müssen erst einmal vom Körper nachgebildet werden. Liegt ein Blutverlust vor oder eine Blutbildungsstörung, kommt der Körper mit der Produktion nicht mehr hinterher. Die Blutbildung findet überwiegend im Knochenmark statt. In der Wirbelsäule, dem Brustbein, der Hüfte, den Rippen und dem Schädel findet sich das sogenannte rote Knochenmark, in dem unsere Blutzellen gebildet werden. Blutzellen leben nicht unendlich, sie haben eine eingeschränkte Überlebensdauer von einhundertzwanzig Tagen. Aus diesem Grund werden täglich viele neue Blutzellen gebildet, damit wir nicht plötzlich komplett ohne dastehen. Für diesen Prozess benötigt der Körper Eisen, Vitamin B12, Folsäure, Zink und Kobalt in ausreichender Menge. Liegt nun ein nachgewiesener Eisenmangel im Körper vor, sollte dieser natürlich ausgeglichen werden. Extrem wichtig ist es aber auch abzuklären, wie es zum Eisenmangel gekommen ist! Liegt es an starken Regelblutungen oder Hämorrhoidenblutungen, macht es nur Sinn, dort den Therapieansatz zu finden. Die Ursachenfindung ist extrem wichtig.

Am einfachsten und schnellsten geht das Auffüllen mit den klassischen Eisenpräparaten. Floradix® Kräuterblut und ferro sanol® sind da wohl die bekanntesten und am häufigsten verordneten Mittel. Leider werden sie oft nicht gut vertragen und verursachen Magenschmerzen, Darmkrämpfe und Verstopfung.
Mir persönlich ist es wichtig, dass Patienten mit Eisenmangel ihre Ernährung umstellen und ihrem Darm eine Regeneration gönnen. Fast Food und Fertigprodukte sollten strikt gemieden werden. Stattdessen sollte man auf **frische Lebensmittel** zurückgreifen. Lebensmittel mit hohem Eisengehalt sind zum Beispiel: Blattspinat, dunkle Kohlsorten, Hülsenfrüchte, Hirse, Vollkornprodukte, Nüsse, Kürbiskerne, Quinoa, Amaranth, Fisch, Fleisch, Eigelb vom Hühnerei, Haferflocken, Pfifferlinge, Gewürze und Kräuter wie Kardamom, Kurkuma, Minze, Brennnessel, Petersilie.
Auch **Schüßler-Salze** können eingesetzt werden. Hier eignen sich am besten die Salze Nr. 2, Calcium phosphoricum und Nr. 3 Ferrum phosphoricum.
Die Nummer zwei ist das Salz für Knochen, Zellen und Zähne. Es regt die Blutbildung an. Die Nummer drei unterstützt ebenfalls die Blutneubildung. Die Nr. 17 Manganum sulfuricum ist an der Energiegewinnung in der Zelle beteiligt, die Nr. 19 Cuprum arsenicosum unterstützt den Eisenstoffwechsel und das Immunsystem.
Pflanzlich kann man gut mit Brennnessel, Ingwer, Ginseng, Petersilie arbeiten. Aus Frauenmantel, Schafgarbe und Brennnessel lassen sich auch tolle und hilfreiche Teemischungen herstellen, welche die Eisenaufnahme unterstützen. Hilfreich sind

ebenfalls **Vitalpilze**. Zur Förderung der Blutbildung empfehle ich gerne den ABM und zur Verbesserung der Sauerstoffsättigung im Blut den Reishi. Um die Darmschleimhaut zu unterstützen, kann man den Hericium einsetzen, aber auch den Pleurotus. Wer zu entzündlichen Veränderungen der Darmschleimhaut neigt, kann wahlweise auch den Reishi dazunehmen.

Grüne Smoothies sind momentan – im wahrsten Sinne des Wortes – in aller Munde. Verschiedene eisenhaltige und die Eisenaufnahme fördernde Gemüsesorten können, vereint zu einem schmackhaften Getränk, da wahre Vitaminbomben sein. Gucken Sie, welches Obst und Gemüse Sie gerne essen, wie eisen-, nährstoff- und vitaminhaltig es ist und fertigen Sie sich darauf ihren Superdrink an.

Wenn Sie also die Vermutung haben, dass Sie unter Eisenmangel leiden könnten, dann lassen Sie Ihre Blutwerte kontrollieren. Tun Sie sich den Gefallen und therapieren Sie nicht eigenmächtig mit diversen Eisenpräparaten an sich herum, ohne Ihre Werte zu kennen. Der Schuss kann auch gewaltig nach hinten losgehen. Eine zu hohe Eisenzufuhr kann Herz, Leber und Gefäße schädigen. Lassen Sie sich lieber von einem Heilpraktiker/Heilpraktikerin Ihres Vertrauens beraten. Er/sie wird für Sie das richtige Präparat und die richtige Dosierung finden. Drängen Sie auch immer auf die Ursachenforschung des Eisenmangels! Aus ganzheitlicher Sicht gehört mehr zur Therapie als nur die Symptome zu beseitigen.

Herzerkrankungen

Unser Herz schlägt täglich circa einhunderttausendmal, ausgehend von circa siebzig Schlägen pro Minute. Bei einem gesunden Menschen schlägt das Herz sechzig bis achtzig Mal in der Minute, bei Säuglingen und Kleinkindern circa einhundertzwanzigmal Mal in der Minute.
Schlafen wir, reduziert sich der Herzschlag. Sind wir in Bewegung, erhöht sich die Herzfrequenz. Eine Schilddrüsenüberfunktion lässt das Herz häufig schneller schlagen, während Patienten mit einer Schilddrüsenunterfunktion oft einen langsameren Herzschlag haben.

Unser Herz arbeitet täglich unermüdlich.
Ab der siebten/achten Schwangerschaftswoche in etwa ist der Herzschlag eines Embryos im Ultraschall zu sehen. Der Embryo misst nur wenige Millimeter, das komplette Organsystem muss noch ausreifen, doch Herz, Lunge, Leber, Nieren sind schon vorhanden. Das heißt, zu unserem Lebensalter müssen wir noch gute zehn Monate draufrechnen., denn da war das Herz schon aktiv und hat unsere Kreislauffunktion aufrechterhalten.
Das Herz, etwa faustgroß, besteht aus zwei verschiedenen, ganz speziellen Herzmuskelzellen. Die einen Herzmuskelzellen sind für die Erregungsleitung zuständig, die anderen für die Kontraktion, also das Zusammenziehen des Herzens. Durch die Kontraktion wird das Blut durch Kammern und Vorhöfe in den Körper gepumpt. **Circa zehntausend Liter Blut werden so täglich durch die Blutgefäße befördert.**

Unser Blutkreislauf unterliegt strengen Regeln und verläuft immer gleich. Sauerstoffreiches Blut wird von der linken Herzkammer in die Aorta gepumpt, von dort in die Arterien, Arteriolen und Kapillare. Von den Kapillaren fließt das nun sauerstoffarme Blut in die Venolen, weiter in die Venen und gelangt über die großen Hohlvenen (untere und obere Hohlvene) in den rechten Herzvorhof. Angetrieben wird das Blut durch die autonomen Herzaktivitäten, der Systole und Diastole.

Während der **Systole** strömt das Blut aus dem Herzen. Das Herz ist in der Anspannungs-/Austreibungsphase, es zieht sich zusammen.

Während der **Diastole**, der sogenannten Erschlaffungs- oder Füllungsphase, strömt das Blut ins Herz. Der Herzmuskel ist entspannt. Die Kammern füllen sich mit Blut, die Herzklappen sind geschlossen. Der Druck in den Kammern steigt. Während das Blut nun in den Kreislauf strömt, füllen sich die Vorhöfe mit Blut. Damit diese Aktion reibungslos ablaufen kann, müssen die Herzklappen einwandfrei funktionieren. Um das Blut aufzunehmen und weiterzupumpen, ist es unbedingt erforderlich, dass Vorhöfe und Kammern genügend Kraft besitzen. Die Gefäße müssen ordentlich beschaffen sein, damit das Blut aufgenommen und weitergeleitet werden kann, denn nur so ist die Versorgung der Organe und des Gewebes sichergestellt.

Das Herz selbst wird durch elektrische Impulse angetrieben. An verschiedenen Stellen im Herzen befinden sich Herzmuskelzellen, welche die Erregung weiterleiten und so den Takt vorgeben, in dem das Herz schlägt. Diese Erregungsleitung ist willentlich nicht beeinflussbar, sie arbeitet völlig eigenständig.

Im rechten Vorhof befindet sich der Sinusknoten. Er bestimmt die Herzfrequenz und gibt den Takt an. Vom Sinusknoten geht die Erregungsleitung weiter zum AV-Knoten, welcher sich am Boden des rechten Vorhofs befindet. Von dort geht es weiter zum His-Bündel in der Scheidewand zwischen Vorhöfen und Kammern. Es teilt sich in die Purkinjefasern auf. Diese befinden sich an der Herzspitze und verteilen sich als feine Fasern entlang der rechten und linken Herzkammer.

Verschiedene Herzerkrankungen unterbrechen die oben beschriebene Erregungsleitung und stören so die Herzfrequenz und den rhythmischen Herzschlag.
Beim **Vorhofflimmern** schlägt das Herz anfallsweise (paroxysmal) oder dauerhaft unregelmäßig und meist zu schnell. Durch das unrhythmische Schlagen des Herzens können sich Komplikationen ergeben wie zum Beispiel Schlaganfall oder Herzmuskelschädigung. Ursache des Vorhofflimmerns können Bluthochdruck, Diabetes, Schilddrüsenüberfunktion, Herzschwäche oder Herzmuskelentzündung sein.
Beim **Kammerflimmern** schafft es das Herz nicht, das Blut weiterzupumpen. Normalerweise wird das Blut aus der rechten Kammer in die Lunge gepumpt, dort mit Sauerstoff angereichert und von der linken Kammer in den Körper befördert, um die Organe zu versorgen. Flimmert das Herz im Bereich der Kammern, kann das Blut nicht weitertransportiert werden, da kein anständiger Herzschlag zustande kommt. Kammerflimmern entsteht zum Beispiel dann, wenn man einen schweren Stromschlag erleidet. Aber auch Herzerkrankungen können die Ursache für

Kammerflimmern sein: Herzmuskelentzündung, Herzschwäche, Herzinfarkt, angeborene Herzfehler. Ein schwerer Mangel an Kalium und Magnesium vermag ebenfalls Herzrhythmusstörungen bis hin zum Kammerflimmern hervorzurufen. **Kaliummangel** kann durch lang anhaltenden Durchfall und/oder Erbrechen entstehen, durch die unkontrollierte Einnahme von Abführmitteln und Entwässerungsmitteln, durch extrem starkes Schwitzen oder die übermäßige Zufuhr von Salz.

Beim **AV-Block** ist die Reizweiterleitung vom Sinusknoten zum His-Bündel gestört. Die Herzfrequenz kann auf vierzig Schläge pro Minute abfallen; das Herz schlägt also wesentlich langsamer als normal. Auslöser des AV-Blocks können zum Beispiel sein: Herzinfarkt, Herzmuskeltentzündung, rheumatische Erkrankungen, Elektrolytstörungen und Medikamente wie Betablocker, Calciumkanalblocker, Herzglykoside.

Natrium, Kalium und Magnesium sind für die Reizübertragung zwischen Nervenzelle und Muskelzelle enorm wichtig. Liegt ein Mangel dieser Nährstoffe vor, können Reize nicht mehr richtig verarbeitet und übertragen werden.

Der **Herzinfarkt** ist wohl die bekannteste Störung des Herzens. Ein Herzinfarkt ist eine ernstzunehmende, akute und lebensbedrohliche Störung der Herzfunktion. Ein akuter Verschluss von Herzkranzgefäßen lässt Herzzellen und Herzgewebe absterben, sodass bestimmte Areale des Herzens nicht mehr mit Blut und Sauerstoff versorgt werden. Jährlich erleiden in Deutschland circa zweihundertachtzigtausend Menschen einen Herzinfarkt (Quelle: wikipedia.de). Die Zahl derer, die am Herzinfarkt sterben, liegt jährlich bei circa fünfzigtausend Menschen in

Deutschland. Noch vor sechzehn Jahren war die Zahl der Todesopfer deutlich höher.
Durch einen erhöhten Homocysteinspiegel, Diabetes, Fehl- oder Mangelernährung, Bluthochdruck, Nikotin, Störungen des (Fett-)Stoffwechsels, Übergewicht, Nährstoffmangel, Arteriosklerose, Stress, Bewegungsmangel können Schäden an den Gefäßen/Herzkranzgefäßen entstehen. Die Gefäße können sich entzündlich verändern, starr und eng werden oder gar verstopfen.

Wenn es um das Herz und seine möglichen Erkrankungen geht, dreht sich direkt auch immer alles gleich um das Thema Cholesterin. Das böse Cholesterin. Doch so schlecht und böse, wie man ihm nachsagt, scheint das Cholesterin gar nicht zu sein, denn es ist eine unverzichtbare Substanz, die der Körper unbedingt benötigt, um Zellmembranen aufzubauen, um Zellen zu reparieren, um Hormone und Gallensäure bilden zu können. Ohne das „böse“ Cholesterin wäre dies nicht möglich.
Lediglich ein Viertel des Gesamtcholesterins nehmen wir über die Nahrung auf, den Rest produziert der Körper selber. Es wird unterteilt in:
- **LDL-Cholesterin** (**L**ass**D**as**L**ieber, das vermeintlich schlechte Cholesterin) – transportiert Cholesterin von der Leber ins Gewebe und in die Körperzellen; und
- **HDL-Cholesterin** (**H**ab**D**ich**L**ieb, das vermeintlich gute Cholesterin) – transportiert das Cholesterin vom Gewebe und den Zellen zurück in die Leber.

Die Aufgaben des Cholesterins sind unter anderem die Herstellung von:

- Vitamin D – Es wird benötigt, um Kalzium und Phosphor für den Knochenaufbau und Knochenerhalt bereitzustellen. In der Leber wird eine Vorstufe des Vitamin D aus Cholesterin gebildet.
- Hormonen – Progesteron, Testosteron, Östrogen, Cortisol werden beispielsweise aus Cholesterin gebildet.

Die **Myelinscheiden** unserer Nervenfasern bestehen aus Cholesterin. Ohne dieses Sterol könnten sich unsere Nervenfasern nicht regenerieren. Überdies ist Cholesterin zur körpereigenen Produktion von Gallensäuren vonnöten. **Gallensäure** dient der Fettverdauung und der Fettresorption. Ein Mangel an ihr erhöht das Risiko, Gallensteine zu bekommen. Unverdaute und unaufgespaltene Fette führen zu fettigen, schmierigen Stühlen, zu Gasbildung, Durchfall und Völlegefühl.

1976 galt ein Gesamtcholesterinwert von dreihundert Milligramm pro Deziliter als normal. Heute, 2017, wird so ziemlich jeder, der einen Gesamtcholesterin von knapp über zweihundert Milligramm pro Deziliter aufweist, mit sogenannten Statinen (Medikamente, die das Gesamtcholesterin senken sollen) versorgt. Dabei sind die Nebenwirkungen, die diese Statine aufweisen, nicht gerade unbeachtlich: Muskel- und Gelenkschmerzen, eine gestörte Aufnahme von Coenzym Q10, Vitamin B12 und Selen, daraus resultierende Müdigkeit, Kraftlosigkeit, Antriebslosigkeit.

Liegt eine **Verteilungsstörung des Cholesterins** vor – das heißt, das HDL ist zu niedrig –, kann das überschüssige Cholesterin nicht mehr ausreichend zur Leber zurücktransportiert werden. Es bleibt in den Gefäßen liegen und führt dort unter Umständen zu Arteriosklerose. Die Blutgefäße werden starr und verengen sich, der Blutdruck steigt. Der erhöhte Blutdruck kann sich schädigend auf den Organismus auswirken. Das Herz und die Blutgefäße werden zu stark beansprucht. Die Pumpleistung muss enorm erhöht werden, dadurch kann der Herzmuskel verdicken. Die Zellen werden dann nicht mehr optimal mit Sauerstoff versorgt und gehen zugrunde. Langfristig kann dies Schäden an Nieren und Augen provozieren und das **Schlaganfallrisiko** erhöhen.

Coenzym Q10 kennen die meisten nur aus Hautcremes, dabei ist das Enzym sehr wichtig für uns. Es hat sein höchstes Vorkommen im Herzmuskel. Q10 (auch Ubiquinon) steuert Organfunktionen und die Schlagkraft des Herzens.

Pflanzlich lassen sich Mistel, Lavendel, Weißdorn, Melisse einsetzen. Weißdorn gilt als **herzkraftstärkende** Pflanze, Mistel wird gerne bei Kreislaufbeschwerden, Kopfschmerzen und Schwindel verwendet. Lavendel und Melisse haben eine beruhigende Wirkung. Diese Heilpflanzen lassen sich gut in Tropfenform, aber auch als Tee einsetzen.

Wie schon erwähnt, legt sich auch **anhaltender Stress** (physisch wie psychisch) auf das Herz und kann es langfristig schädigen. Ein erhöhter stressbedingter Cortisolspiegel stört die Umwandlung der Schilddrüsenhormone T4 in T3. Der so entstehende Mangel an T3 kann den Stoffwechsel verlangsamen, macht müde, schlapp und energielos. Die Mitochondrien, unsere körpereigenen kleinen Kraftwerke, können nicht mehr ausreichend arbeiten. Dies lässt die Verdauung verlangsamen, der Kohlenhydratstoffwechsel wird gestört, auch depressive Phasen können auftreten. Der gestörte Kohlenhydratstoffwechsel wirkt sich unter anderem negativ auf die Triglyceride aus. Es ist möglich, dass es zu Wassereinlagerungen und Störungen der Bauchspeicheldrüse kommt. Die erwähnte Störung der Mitochondrien wiederum kann zum Beispiel Schmerzen in den Muskeln hervorrufen, da die Glukose in den Zellen zu Milchsäure umgewandelt wird und diese dann länger in den Muskeln verbleibt als normal. Eine gestörte Mitochondrienfunktion kann zudem zu Fibromyalgie, chronischer Erschöpfung, Diabetes mellitus, Krebs, Herzerkrankungen, Nahrungsmittelunverträglichkeiten et cetera führen.

Ein gestörter Homocysteinabbau kann ebenfalls Herzerkrankungen verursachen. **Homocystein** entsteht aus dem Aminosäurestoffwechsel und wird normalerweise durch Vitamin B12, Vitamin B6 und Folsäure wieder abgebaut. Liegt eine Störung im Nährstoffhaushalt vor – zum Beispiel durch Fehl-/Mangelernährung, durch Darmerkrankungen oder Medikamenteneinnahme (Protonenpumpenhemmer, Diabetesmedikamente) –, wird Homocystein nicht mehr ausreichend abgebaut. Die körpereigene Entgiftungsfunktion, Blutbildung und Zellteilung wird gestört und unterbrochen. Steigt das Homocystein an, kann dies zu Schäden an den Blutgefäßen, Bluthochdruck, Arteriosklese, erhöhtem Thromboserisiko, Herzerkrankungen und Depressionen führen.

Freie Radikale:
Normalerweise herrscht in jedem Körper ein Gleichgewicht zwischen freien Radikalen und Radikalenfängern, sogenannten **Antioxidantien.** Freie Radikale entstehen bei sämtlichen Stoffwechselvorgängen im Körper. Beim Essen, beim Atmen, bei Stress, beim Rauchen, durch Schadstoffe, durch Alkohol und Medikamente … In einem gewissen Maß braucht der Körper sie sogar, um zum Beispiel Krankheitserreger abzufangen und zu zerstören. Radikalenfänger haben alle Lebewesen von Geburt an. Sie dienen dem Körper als Schutz.
Nehmen die freien Radikale aber überhand, können sie dem Körper schaden. Sie führen unter anderem zu Arteriosklerose, zu Herzinfarkten, entzündlichen Prozessen und auch zu Krebs.
Freie Radikale haben ihr elektronisches Gleichgewicht verloren; ihnen fehlt ein Elektron. Um ihr Gleichgewicht zurückzuerhalten, zerstören sie die Zellhüllen, greifen in die Erbinformationen ein und richten so unter anderem Schäden am Gewebe, an den Schleimhäuten, an den Organen an. Lebenswichtige Abläufe werden dadurch gestört, die Zelle kann nicht mehr richtig arbeiten. Es entsteht **oxidativer Stress** im Körper.
Antioxidantien haben die Fähigkeit ein Elektron abzugeben, um so freie Radikale, denen ja ein Elektron fehlt, zu neutralisieren. Das Antioxidantien (über-)lebenswichtig sind, erklärt sich nun fast von selbst.

Wer etwas für sein Herz und somit für seine Gesundheit tun möchte, dem möchte ich ein paar naturheilkundliche Tipps mit auf den Weg geben. Ob und welches naturheilkundlich unterstützende Mittel etwas für Sie ist, klären Sie bitte mir Ihrem Heilpraktiker oder (hoffentlich naturheilkundlich arbeitenden) Arzt.

Vitalpilze:
- Shiitakepilz – erhöht das HDL-Cholesterin und nimmt so positiven Einfluss auf das Gesamtcholesterin und seinen Quotienten.
- Reishi – entzündungshemmende Wirkung, verbessert die Sauerstoffanbindung im Körper.
- Maitake – senkt Triglyceride und erhöhte Blutzuckerwerte. So können Gefäßschäden verhindert werden.
- Auricularia – sorgt für eine optimale Fließeigenschaft des Blutes. Die Bildung von Thrombosen und Durchblutungsstörungen kann so gehemmt werden.
- Pleurotus – reguliert den Homocysteinspiegel. Er enthält Folsäure, Vitamin B6 und Vitamin B12, und eben diese Vitamine braucht der Körper, um das Homocystein zu senken.

Homeo-orthim ist ein homöopathisches Mittel zur unterstützenden Behandlung bei Bluthochdruck. Die darin enthaltenen homöopathischen Bestandteile regulieren den Blutdruck, indem es herzkraftstärkend wirkt.

Schüßler-Salze:

- Nr. 3 Ferrum phosphoricum – steigert die muskuläre Leistung und erhöht die Sauerstoffanbindung.
- Nr. 5 Kalium Phosphoricum – beteiligt am Zellaufbau, reguliert Blutdruck, Herzschlag und Puls, stimuliert und kräftigt Muskelzellen.
- Nr. 7 Magnesium phosphoricum – wirkt entkrampfend auf die Muskulatur, beruhigt Herz und Kreislauf, wirkt ausgleichend und entspannend.
- Nr. 8 Natrium chloratum – reguliert den Wasser- und Säure-Basen-Haushalt im Körper, unterstützt Zell- und Blutbildung.
- Nr. 9 Natrium phosphoricum – reguliert den Säure-Basen-Haushalt, entsäuert und entlastet Gelenke, Muskeln und Herzmuskel.
- Nr. 13 Kalium arsenicosum – unterstützt die Zellbildung und Sauerstoffversorgung.
- Nr. 15 Kalium jodatum – wirkt entzündungshemmend, schmerzlindernd, reguliert nervöse Blutdruckschwankungen, beruhigt das Herz.
- Nr. 16 Lithium chloratum – wirkt zellaufbauend, fördert Entgiftung, wirkt entspannend und entstauend.
- Nr. 22 Calcium carbonicum – stärkt und beruhigt das Herz.
- Nr. 25 Aurum chloratum natronatum – regt Ausscheidung von Schlackenstoffen an, wirkt ausgleichend und beruhigend auf Herz, Blutdruck und Kreislauf.

Nr. 26 Selenium – stimuliert das Immunsystem, schützt und kräftigt die Herzfunktion.

Welche Schüßler-Salze Sie begleitend einsetzen können und zu Ihnen und Ihrem Erkrankungsbild passen, sollten Sie mit einem erfahrenen Therapeuten besprechen.

Heilkräuter/Heilpflanzen:
- Weißdorn – wirkt stärkend auf das Herz, verbessert Durchblutung der Herzkranzgefäße.
- Herzgespann/Wolfstrapp – bei Herzrhythmusstörungen, nervösen Herzbeschwerden.
- Lavendel – bei Unruhe und nervösen Herzbeschwerden.
- Mistel – hat regulative Wirkung auf den Blutdruck.
- Granatapfel – unterstützt das geschwächte Herz, hat regulative Wirkung auf den Blutdruck.
- Rosmarin – wirkt durchblutungsfördernd, stärkt Herz und Kreislauf.
- Knoblauch – stärkt und schützt die Gefäße vor Arteriosklerose, senkt Cholesterin und wirkt entzündungshemmend.
- Vogelmiere – enthält Eisen, Magnesium, Kalium, Kupfer, Phosphor, Zink, Kalzium, Vitamin C, Kieselsäure. Für einen Tee einfach zwei Teelöffel getrocknetes Kraut oder einen Teelöffel frische Vogelmiere mit zweihundertfünfzig Milliliter heißem Wasser übergießen und fünf Minuten ziehen lassen.

Vitamine und Nährstoffe

Omega-3-Fettsäuren sind bei Herzerkrankungen unerlässlich. Nehmen wir übermäßig Omega-6-Fettsäuren auf, kann dies entzündungsförderlich wirken. Daher ist ein ausgewogenes Verhältnis von Omega-6- zu Omega-3-Fettsäuren sehr wichtig, denn nur so können die Fettsäuren uns optimal unterstützen bei der Hormonproduktion und des Immunsystems, bei Zellaufbau und Zellwachstum sowie bei der Eindämmung von Entzündungen. Von der Deutschen Gesellschaft für Ernährung e.V. wird ein Verhältnis von 5:1 empfohlen, in der Realität beträgt es jedoch meist 7:1 oder gar 8:1. Fettsäuren bieten unseren Gefäßen und dem Herzen Schutz, haben antithrombotische und entzündungshemmende Wirkung. Eine gute Quelle sind Fisch (Lachs, Krill, Sardellen, Sardinen), Nüsse, Leinsamen.

Vitamine:

- Vitamin A – über den Dünndarm aufgenommen, wird es in der Leber gespeichert. Vitamin A ist ein Antioxidans, unterstützt Immunsystem und Zellwachstum/Zellteilung, ist an der Bildung von Haut und Schleimhaut beteiligt sowie am Sehen.
- Vitamin E (Tocopherol) – ist ein Antioxidans, wirkt entzündungshemmend, unterstützt das Immunsystem und schützt die Gefäße vor Ablagerungen.
- Vitamin B6 (Pyridoxin) – in Kombination mit Folsäure und B12 ein unschlagbares Team für die Zellteilung und Zellerneuerung. Ist am Aufbau des Neurotransmitters Serotonin beteiligt und Teil des Immunsystems.
- Vitamin B9 (Folsäure) – beteiligt am Abbau von Homocystein, wichtig für die Zellteilung und das Zellwachstum sowie der Blutbildung.

- Vitamin B12 (Cyanocobalamin) – reduziert in Kombination mit Folsäure und Vitamin B6 den Homocysteinspiegel, dient der Blutbildung und dem Aufbau und Erhalt des Nervensystems.
Vitamin C – verbessert die Eisenaufnahme, unterstützt das Immunsystem, Antioxidans, verbessert die Zellatmung und die Zellregeneration, wirkt unterstützend bei der Tumorbekämpfung.

Mineralstoffe und Spurenelemente
- **Jod** – Studien haben nachgewiesen, dass Jod nicht nur Bestandteil der Schilddrüsenhormone ist sondern auch der Prostata. Jod hat regulativen Einfluss auf den Protein- und Kohlenhydratstoffwechsel sowie auf die Regulation der Kälte- und Wärmeempfindung. Es hat krebshemmende und antioxidative Wirkung.
- **Magnesium** – dient zur Aufrechterhaltung normaler Muskel- und Nervenfunktion und hat unterstützenden Einfluss auf die Zellteilung.
- **Kalium** – wird vom Körper für die Interaktionen von Nerven- und Muskelzelle sowie der Erregbarkeit der Herzmuskelzellen benötigt. Kalium befindet sich in erster Linie innerhalb der Zelle.
- **Natrium** – wichtig (zusammen mit Kalium) für den Wasserhaushalt und die Wasserverteilung im Körper und die Weiterleitung von Nervenimpulsen.

Cholin ist den B-Vitaminen sehr ähnlich und wichtig für die Nerven. Es senkt Triglyceride und erhöht HDL-Cholesterin. Der Nährstoff wird im Stoffwechsel zu Acetylcholin umgewandelt und transportiert die Triglyceride ins Gewebe. Ein Mangel an Cholin kann den Homocysteinspiegel ansteigen lassen.

L-Carnitin kann vom Körper aus Aminosäuren selbst hergestellt werden und spielt eine wesentliche Rolle beim Energiehaushalt. Sportler kennen L-Carnitin als leistungssteigerndes und fettverbrennendes Präparat. Langkettige Fettsäuren können in den Mitochondrien zu Energie umgewandelt werden, es verbessert den Kohlenhydratstoffwechsel und den Fettstoffwechsel.

Aminosäuren – Wer die Bücher von Dr. Strunz kennt, der weiß, dass er immer wieder auf die Wichtigkeit von Aminosäuren hinweist. Aminosäuren sind an Stoffwechselprozessen beteiligt, transportieren und speichern Nährstoffe. Ein Mangel an Aminosäuren kann fatalen Einfluss auf den Körper haben.

Achten Sie bewusst darauf, was Sie essen. Achten Sie darauf, dass sich Stress und Entspannung in Waage halten, dass Sie ausreichend Nährstoffe aufnehmen und der Körper auch aufnahmefähig dafür ist. Gehen Sie nicht erst dann zum Heilpraktiker oder zum Arzt, wenn das Kind in den Brunnen gefallen ist. Dem Auto gönnt man ja auch in regelmäßigen Abständen Inspektionen und fährt nicht erst dann in die Werkstatt, wenn es klappert oder alle Warnlampen angesprungen sind. Gönnen Sie sich das, was Sie Ihrem Auto gönnen, ebenfalls. Sie sollten es sich wert sein.
Ein Auto kann man ersetzen, ein Leben nicht.

(fiebrige) Infekte bei Kindern

Unser Sohn war gerade zarte zehn Tage auf der Welt, als er den ersten fiebrigen Infekt bekam. Ich weiß noch genau, wie es dazu kam. Jeder, der gerade frisch entbunden hat, wird es kennen – die Familie und Freunde wollen den neuen Erdenbürger sehen, ihn kennenlernen und zur Geburt gratulieren. Auch bei uns war es damals der obligatorische Besuch der Familie. Der Besuch brachte jedoch nicht nur Blumen und Spielzeug mit, sondern obendrein ein paar „nette" Viren. Der Besuch ging nach ein paar Stunden, die Viren blieben und vermehrten sich hemmungslos im frisch geborenen Kind mit unausgereiftem Immunsystem.
Als frisch gebackene Mutter macht man sich natürlich Sorgen, wenn der Sprössling plötzlichen fiebrig ist, die Nase zu hat und, was am schlimmsten ist, nicht trinkt. Unsere damalige Kinderärztin war sehr homöopathisch ausgerichtet und so gingen wir mit einem Rezept über diverse homöopathische Präparate und Nasentropfen nach Hause. Zur Sicherheit gab sie uns auch noch ein Rezept über ein fiebersenkendes Mittel mit, falls die Temperatur hoch steigen würde. Dies sollten wir aber nur dann einsetzen, wenn das Kind über neununddreißig Grad fiebert und dabei apathisch wirkt oder unaufhörlich schreit. Zudem hatten wir die Instruktion, sie sofort zu kontaktieren, wenn es so kommen sollte. Beruhigt und ausgerüstet sind wir also wieder nach Hause.

Fieber ist eine tolle Einrichtung des Körpers, um Erreger durch Hitze abzutöten und an der Vermehrung zu hindern. Fieber sollte aus diesem Grund eigentlich auch nicht als Krankheit

angesehen werden. Es ist lediglich ein Symptom, da der Körper gerade mit der Abwehr beschäftigt ist.
Das Immunsystem reagiert, Abwehrkräfte werden aktiviert. Greifen wir bei jeder Temperaturerhöhung zum Fiebersenker, kann der Körper nicht entsprechend auf Eindringlinge reagieren. Jedes Neugeborene kommt mit einem untrainierten Immunsystem auf die Welt. Es lernt täglich neue Erreger kennen und kann so das Immunsystem nachhaltig trainieren. Unsere Gedächtniszellen werden gebildet. Sobald der Erreger noch einmal in Erscheinung tritt, kann das Erlernte abgerufen werden. Das Immunsystem vermag dann entsprechend zu reagieren.
Milz, Mandeln, Lymphknoten, Thymus, Knochenmark, die sogenannten Peyer-Plaques (in der Darmschleimhaut befindliche Ansammlung von Lymphfollikeln) und der Blinddarm gehören zu den **lymphatischen Organen**. In diesen lymphatischen Organen werden die Lymphozyten gebildet und differenziert. Lymphozyten werden für die gezielte Abwehr von Erregern und auch Krebszellen benötigt.
Sind die **Lymphknoten geschwollen**, ist dies ein Zeichen dafür, dass das Immunsystem arbeitet und die Lymphflüssigkeit quasi auf Erreger untersucht und kontrolliert wird. Lymphknoten verteilen sich über den ganzen Körper und agieren wie eine Art Filteranlage oder Kläranlage. Über Lymphgefäße und -bahnen sind die Lymphknoten miteinander verbunden. Es gibt zwei große Lymphsammelgefäße im Körper. Dort wird die Lymphe aus der oberen Körperhälfte sowie aus der unteren Körperhälfte gesammelt.

Jetzt wissen wir ein wenig über das Immunsystem, doch wie kriegen wir es in den Griff, wenn es immer wieder gefordert wird, unsere Kinder ständig von einem Infekt zum nächsten schliddern oder es gar überschießend reagiert? Wie zuvor gelesen, spielt das Lymphsystem eine große und entscheidende Rolle beim Immunsystem. Immerhin werden hier die Schutztruppen ausgebildet und trainiert. Stoffe, die uns schaden könnten, werden herausgefiltert und eliminiert.
Erreger, die durch die Atemluft eindringen, werden durch die Rachen- und Gaumenmandeln (auch lymphatischer Rachenring genannt) abgefangen und zerstört. Erreger, die über die Nahrung aufgenommen werden, werden direkt vor Ort durch die dortigen Lymphfollikel der Peyer-Plaques abgefangen.
Werden Lymphknoten entfernt, wie zum Beispiel nach einer Brustkrebsoperation, staut sich bei vielen Patienten anschließend die Lymphe im entsprechenden Arm. Durch die fehlenden Lymphknoten kann das Gewebe nicht mehr entwässert werden. Es entsteht ein sogenanntes Lymphödem. Dies zeigt an, wie wichtig das Lymphsystem ist.
Aber zurück zu den Kindern. Wenn die Kinder in den ersten Lebensjahren gut durch die typische Erkältungszeit kommen, läuft das Immunsystem spätestens mit Beginn des Kindergartens auf Hochtouren. Im Hort tummeln sich sämtliche Viren und warten förmlich darauf, das kindliche Immunsystem zu traktieren. Das erste Kindergartenjahr war unserer Sohn mehr zu Hause als in der Betreuungseinrichtung, da er ständig krank war. Die Erreger dort sind auf das Fieseste mutiert. Nicht selten schleppen die Kinder sämtliche Viren obendrein mit nach Hause und

legen dort die Eltern auch noch flach. Scharlach, Windpocken, Noroviren, drei Tage Fieber, Hand-Fuß-Mund Krankheit ... welche Mutter, welcher Vater kennt diese klassischen Kinderkrankheiten nicht?! Prinzipiell ist es gar nicht so verkehrt, wenn ein Kind viele Erreger kennenlernt und so sein Immunsystem trainiert und stärkt. Wenn Kinder dadurch aber stark geschwächt werden, sollten sie entsprechend aufgefangen und aufgepäppelt werden.

Auch beim Fieber gilt es, immer darauf zu achten, wie es dem Kind im Zustand erhöhter Körpertemperatur geht. Ist es schlapp, schwach, nicht ansprechbar und schläft nur, dann sollte in jedem Fall ein Heilpraktiker oder Kinderarzt zurate gerufen werden. Geht es dem Kind so weit gut, ist es ansprechbar und nimmt Flüssigkeit zu sich, darf es durchaus auch mal fiebern, um Erreger an der Vermehrung zu hemmen. Ich arbeite bei Fieber gerne mit dem Schüßler-Salz Nr. 5. Es senkt das Fieber zwar nicht, macht es aber für das Kind erträglicher. Sind die Hände und Füße des Kindes kalt, ist mit einem weiteren Fieberanstieg zu rechnen. Die Solltemperatur ist noch nicht erreicht. Das Kind sollte warm eingepackt werden. **Wadenwickel** sollten in dem Stadium nicht angewendet werden. Sind die Hände und Füße aber warm, kann davon ausgegangen werden, dass die Solltemperatur erreicht ist und das Fieber nicht weiter ansteigen wird. In diesem Stadium können nun auch Wadenwickel angewendet werden. Diese senken die Körpertemperatur langsam und sachte. Da Fieber sehr anstrengend für den Organismus ist, sollte das Kind ruhig gehalten werden. Die meisten Kinder machen dies aber von sich aus schon. Tipp: Das Kind nicht zu dick anziehen, damit sich die Hitze nicht staut, sondern gut entweichen kann. Und: Der kleine Patient sollte viel trinken.

Wadenwickel lassen sich schnell und einfach herstellen. Sie benötigen dazu einfach pro Beinchen zwei Geschirrtücher oder Spucktücher (aus Baumwolle) und ein Badehandtuch sowie eine Schüssel mit lauwarmem Wasser. Die Baumwolltücher zurechtfalten, ins lauwarme Wasser geben und auswringen, sodass sie nass sind, aber nicht tropfen. Die Wickel nun um die Wade legen und dabei die Gelenke frei lassen. Um das feuchte Tuch nun das trockene wickeln und darüber nun das Badetuch legen. Achten Sie darauf, dass die gewässerten Tücher ausreichend fest um die Beine gewickelt sind – aber nicht so fest, dass sie abschnüren. Die Tücher bleiben nun so lange auf der Haut, bis sie körperwarm geworden sind. Danach abnehmen und erneuern. Achten Sie auch darauf, dass das Kind nicht zu sehr auskühlt und kalte Hände/Füße bekommt, denn das belastet den Kreislauf sehr.

Bei **Ohrenschmerzen** kann man sich ebenfalls gut selbst helfen, indem man dem Kind **Zwiebelsäckchen** auf die Ohren legt oder den Zwiebelsaft presst und dem Kind den Saft an den äußeren Gehörgang schmiert. Für ein Zwiebelsäckchen einfach eine Zwiebel klein schneiden, in ein angewärmtes Spucktuch oder Geschirrtuch geben, mit einem Teigroller oder einer Flasche noch mal drüber rollen, damit Saft aus der Zwiebel austritt, und dann das Tuch zu einem Säckchen binden. Das Säckchen nun auf das Ohr legen und gegebenenfalls mit einem Stirnband oder einer Mütze fixieren. **Die Zwiebel hat eine entzündungshemmende und antibakterielle Wirkung** und wird von den meis-

ten Kindern sehr gut toleriert. Ein Zwiebelsäckchen lässt sich auch gut bei Husten einsetzen. Das angewärmte Säckchen dann einfach auf die Brust legen oder **Zwiebelsaft** beziehungsweise **Zwiebelsirup** herstellen und einnehmen lassen. Um Zwiebelsirup herzustellen, braucht man lediglich eine Zwiebel und etwas Honig. Die Zwiebel klein schneiden und in ein Glas geben. Den Honig obendrauf geben und das Glas verschließen. Den Sirup vierundzwanzig Stunden ziehen lassen und dann durch ein Sieb geben. Der Sirup sollte Kindern unter einem Jahr nicht gegeben werden. Dann einfach statt dem Honig Zucker nehmen. Den Zwiebelsirup kann man auch noch anders herstellen. Dafür einfach die Zwiebel mit Zucker und Wasser in einen Topf geben und unter Rühren zum Kochen bringen. Wenn die Zwiebeln glasig werden, den Sud vom Herd nehmen und abkühlen lassen. Anschließend durch ein Sieb in ein sauberes Gefäß umfüllen. Ein bis zwei Esslöffel pro Tag einnehmen.
Bei **Atemwegsinfekten** empfiehlt sich auch die Anwendung von **Engelwurzbalsam**. Die ätherischen Öle haben eine entzündungshemmende und schleimlösende Wirkung. Die Rezeptur stammt von der Hebamme Ingeborg Stadelmann. Engelwurzbalsam enthält Angelikawurzel, Majoran, Thymian, Johanniskraut in Olivenöl sowie Bienenwachs und Wollwachs.
Auch **Anisbutter** ist sehr empfehlenswert bei kleinen Schnupfnasen. Anis hat eine schleim- und krampflösende Wirkung und wird bei Erkältungskrankheiten und Asthma empfohlen. Anisbutter kann in der Apotheke gekauft werden, man kann sie aber auch selbst herstellen. Sie benötigen dafür weiche Butter, zerstoßene Anisfrüchte, Anisöl und Lanolin. Das Ganze im Was-

serbad auf vierzig Grad erwärmen und in ein sauberes Gefäß geben.
Wer stillt, kann dem Baby auch **Muttermilch** in die Nase geben. Muttermilch enthält Antikörper. Diese verhelfen dazu, besser über den Infekt hinwegzukommen.
Ich greife auch gerne auf **Globuli** und **Schüßler-Salze** zurück. Die Weleda AG hat Infludoron® und auch das Ferrum phosphoricum comp. im Produktkatalog. Beide Mittel können auch Säuglingen schon gegeben werden. Globuli lassen sich einfach dosieren und die Gabe wird von Säuglingen und Kindern gut toleriert. Wenn Sie gerne Schüßler-Salze einsetzen möchten, dann fangen Sie im ersten Stadium der Erkältung am besten mit Schüßler-Salz Nr. 3 an und geben Ihrem Kind alle fünfzehn Minuten eine Tablette (oder Sie nehmen Schüßler-Salze in Globuli-Form). Ferrum phosphoricum stärkt das Immunsystem. Ein gutes Sofortmittel ist auch die Nr. 8 Natrium chloratum.
Wenn die Erkältung schon weiter fortgeschritten ist, nehmen Sie die Nr. 4 Kalium chloratum, das Salz der Schleimhäute und Drüsen.

Hier eine kleine Übersicht, wann Sie welches Salz bei Infekten am besten einsetzen können:
- Nr. 2 Calcium phosphoricum – unterstützt die Zellneubildung.
- Nr. 3 Ferrum phosphoricum – das erste Mittel bei akuten Entzündungen und Fieber bis 38,5 Grad.
- Nr. 4 Kalium chloratum – das Mittel für die zweite Entzündungsstufe, wenn das Sekret weißlich ist.
- Nr. 5 Kalium phosphoricum – bei Fieber ab 38,5 Grad.

- Nr. 6 Kalium sulfuricum – bei zähem, gelb-braunem, eitrigem Sekret.
- Nr. 7 Magnesium phosphoricum – bei Schmerzen und zur Entkrampfung.
- Nr. 8 Natrium chloratum – bei wässrigem Sekret.
- Nr. 12 Calcium sulfuricum – bei chronischen Entzündungen.

Um das **Lymphsystem anzuregen** und so unterstützend auf das Immunsystem zu wirken, nehme ich gerne **Lymphdiaral®**. Lymphdiaral® ist ein homöopathisches Komplexmittel, kann bei Kindern ab zwölf Monaten angewendet werden und dient zur Unterstützung bei Infekten der oberen Atemwege.
Um die **Abwehrkräfte zu stärken**, wenn das Immunsystem stark gefordert ist, ist das Präparat KinderImmun von der Firma Dr. Wolz ein prima Mittel. Zink, Vitamin C, Colostrum und Bifidobakterien fördern die normale Funktion des Immunsystems.
Kinder, die kein oder kaum Obst und Gemüse essen, tun gut daran, wenn sie eine Zeitlang zum Beispiel **LaVita-Saft** zu sich nehmen. LaVita ist ein Konzentrat aus Obst, Gemüse, Kräutern und Ölen. Kinder mögen den Saft gerne, da er wie Multivitaminsaft schmeckt. Der Saft ersetzt eine gesunde und ausgewogene Ernährung nicht, kann aber bei Schlechtessern gute Dienste leisten.
Denken Sie bitte auch daran, dass fiebernde Kinder nicht gebadet werden sollten. Der Körper ist gerade mit dem Infekt beschäftigt, der Kreislauf dadurch geschwächt. Jedes Bad würde den Kreislauf weiter schwächen.

Bitte beachten Sie auch, dass mentholhaltige Erkältungsmittel und mentholhaltiger Balsam nicht bei Kindern unter zwei Jahren angewendet werden darf. Die Kinder können starke Atemprobleme bekommen und es mag sogar sein, dass die Verabreichung zu Erstickung führt.

Krebserkrankungen

Jedes Jahr erkranken circa fünfhunderttausend Menschen in Deutschland an Krebs, Tendenz steigend. Damit liegt die Krebserkrankung an Platz zwei der häufigsten Todesursachen. Wenn man diese Zahl so sieht, fragt man sich unweigerlich, wie es zu so vielen neuen Krebserkrankungen jedes Jahr kommen kann.

Eine gestörte Stoffwechsellage, eine gestörte Entgiftung, anhaltende Übersäuerung, Nährstoffverarmung, Stress (physisch und psychisch), Strahlung, Elektrosmog, Chemikalien in Lebensmitteln und Kleidung, Fast Food, genetische Disposition, Schwermetallbelastungen ... das alles sind Ursachen für das Auftreten von Krebs.

Ist die Diagnose Krebs gestellt, geht es in der Regel ganz schnell – Operation (wenn möglich), Chemotherapie und Bestrahlung. Das ist das, was uns die Schulmedizin an Therapie bietet. Doch wer fängt den Nährstoffmangel auf oder verringert die Nebenwirkungen der Chemotherapie und der Bestrahlung? Wie kommen die Schwermetalle aus dem Körper? Hier bietet die **komplementäre Onkologie** viele ergänzende Möglichkeiten für die Patienten. Das Wort *komplementär* bedeutet ergänzend. Die Wirkung der Chemotherapie und Bestrahlung wird verbessert, Nebenwirkungen können verringert werden. Die Lebensqualität wird verbessert. Mit Hilfe der Naturheilkunde versuchen wir, die Patienten durch die schwere Zeit zu begleiten. Gerade in diesem Bereich gewinnt die Naturheilkunde immer mehr Akzeptanz und Zustimmung. Zahlreiche Studien belegen die Wirk-

samkeit der Misteltherapie oder der Akupunktur bei Krebserkrankungen.
Eine Therapie mit Vitaminen, Nährstoffen, Spurenelementen, Kräutern, pflanzlichen Präparaten sollte niemals in Eigenregie erfolgen. Nicht jeder verträgt alles und nicht alles verträgt sich mit dem Chemotherapeutikum. Hier ist es von enormer Wichtigkeit einen fachkundigen Heilpraktiker an der Seite zu haben, damit dieser einen individuellen, auf die Chemotherapeutika angepassten Therapieplan erstellen kann.

Die häufigsten Krebserkrankungen in Deutschland sind laut dem Robert-Koch-Institut bei den Männern Prostatakrebs, Lungenkrebs, Darmkrebs, Blasenkrebs, Hautkrebs. Bei den Frauen Brustkrebs, Darmkrebs, Lungenkrebs, Gebärmutterkörperkrebs, Hautkrebs.
Mehrere Milliarden Körperzellen sind die Bausteine unseres Körpers. Sie bestehen in ihrem Inneren aus Zytoplasma. Zytoplasma besteht aus Zellorganellen, dem Zellskelett und der Zellflüssigkeit. Zellen enthalten Erbinformationen, sind kleine Kraftwerke des Körpers, ohne die gar nichts läuft. Sie haben die Fähigkeit der Zellteilung. Umgeben ist eine jede Zelle von der Zellmembran, welche der Abgrenzung dient. Das Zellskelett gibt der Zelle Stabilität, die Zellorganellen haben alle unterschiedliche Aufgaben und Funktionen.

Im menschlichen Körper gibt es viele verschiedene Zell- und Gewebearten, sie werden jedoch in **4 Hauptgewebearten** unterschieden und eingeteilt:

- Binde- und Stützgewebe
- Epithelgewebe
- Muskelgewebe
- Nervengewebe

Jede Zelle wächst und regeneriert unterschiedlich schnell.
Epithelgewebe bedeckt unsere Körperoberfläche. Es wird nicht von Blutgefäßen versorgt, sondern per Diffusion. Das heißt, Nährstoffe treten aus dem anliegenden Gewebe und den Gefäßen über. Epithelgewebe dient der Nährstoffaufnahme im Darm, der Sinnes- und Reizwahrnehmung, der Sekretion und dem Transport (zum Beispiel von Schleim über die Flimmerhärchen) und hat eine Schutzfunktion gegen Viren und Bakterien. Es wird nach der Anzahl der Zellschichten unterschieden – einschichtig, mehrschichtig oder mehrreihig. Eine Sonderform nimmt das Urothel ein, welches sich in der Harnblase, der Harnröhre, dem Harnleiter und dem Nierenbecken befindet.
Binde- und Stützgewebe dient, wie der Name schon vermuten lässt, der Stützung, Stabilisierung und Verbindung von Organen, Muskeln, Knochen und Gelenken.
Muskelgewebe wird in glatte und quer gestreifte Muskulatur sowie in Herzmuskulatur unterteilt. Glatte Muskulatur findet sich in den Wänden der Hohlorgane wie etwa dem Darm, der Blutgefäße, der Harnwege und ist nicht willkürlich steuerbar Wir können diese Art der Muskulatur nicht bewusst steuern und

bewegen. Quergestreifte Muskulatur findet sich in der Skelettmuskulatur und kann willkürlich gesteuert werden. Sie ist für die Bewegung des Körpers zuständig, besteht aus mehr als vierhundert Skelettmuskeln und wird durch das zentrale Nervensystem mitgesteuert. Die **Herzmuskulatur** lässt sich ebenfalls nicht willkürlich steuern und nimmt eine Sonderstellung im Muskelgewebe ein. Der Herzmuskel arbeitet Tag und Nacht unermüdlich und ohne Pause. Die Herzmuskulatur pumpt das Blut durch den Körper und hält unsere Lebensfunktionen so aufrecht.

Nervengewebe besteht aus Gliazellen und Neuronen und dient der Aufnahme, Verarbeitung und Weiterleitung von Reizen. Nervenzellen haben leider nicht die Fähigkeit der Zellteilung und Zellerneuerung, sodass geschädigtes Nervengewebe dauerhaft in seiner Funktion eingeschränkt bleibt. **Jede Zelle braucht unterschiedlich viel Zeit zur Erneuerung und Regeneration.** Die Zellen der Haut erneuern sich circa alle zehn bis dreißig Tage, die Zellen der Magenschleimhaut alle zwei bis zehn Tage. Rote Blutkörperchen brauchen circa zwölf bis sechzehn Wochen zur Erneuerung, Leberzellen circa ein Jahr, die Darmschleimhaut erneuert sich circa alle vier Tage. Im Laufe des Lebens nimmt die Regenerationsfähigkeit der Zellen ab. Der Zellabbau ist höher als der Zellaufbau, durch bestimmte Lebensumstände beziehungsweise Lebensweisen, Stress, Fehlernährung, Nährstoffmangel, pH-Wert-Verschiebungen, hormonelle Dysbalancen, Nikotin, Alkohol und Medikamente können sich Zellen verändern und entarten.

Ist das **Immunsystem** geschwächt oder gestört, ist es nicht mehr in der Lage, schadhafte Zellen zu erkennen und zu vernichten. Die Zellen können ungestört weiterwachsen, sich vermehren und ihr Unwesen treiben.

Belastungen des Körpers durch Schwermetalle können ebenfalls zu Zellveränderungen im Körper führen. Schwermetalle lagern sich in den Organen und im Gewebe ein und stören so das Immunsystem, zerstören das Nervensystem und verändern die Zellbestandteile wie zum Beispiel die DNA und die Mitochondrien, sodass es zum Energieverlust innerhalb und außerhalb der Zelle kommen kann. Chronische Erkrankungen und Stoffwechselstörungen entstehen.

Aus diesen Erkrankungen heraus kann es zu Zellveränderungen kommen. Erkrankungen wie Diabetes mellitus, Herpes-simplex-Infektionen, Epstein-Barr-Infektionen, Helicobacter pylori, Hepatitis, chronisch entzündliche Darmerkrankungen erhöhen das Risiko der Zellentartung und Tumorbildung.

Unsere meist ungesunde Lebensweise bringt oftmals eine pH-Wert-Verschiebung des Blutes mit sich. Normalerweise sollte der Blut-pH-Wert bei 7,4 und somit im basischen Bereich liegen. Schon kleinste Abweichungen können Störungen im gesamten System hervorrufen. **Stress** ist neben falscher Ernährung mit einem daraus resultierenden Nährstoffmangel die Hauptursache für eine Übersäuerung des Körpers. Stress verändert sogar den Hormonhaushalt. Die Stresshormone Cortisol, Noradrenalin und Adrenalin werden vermehrt ausgeschüttet. Dies geht zu Lasten anderer Hormone und Nährstoffe. Stress lässt uns verkrampfen. Der **Nährstoffmangel** ist Ursache für eine Unterversorgung des Gewebes, es wird nicht mehr ausreichend Sauerstoff transportiert. Anfallende Milchsäure kann nicht mehr abgebaut und abtransportiert werden. Der Körper übersäuert.

Mögliche Anzeichen einer Übersäuerung sind zum Beispiel Schlafstörungen, anhaltende Müdigkeit, Muskelkrämpfe, Muskelschmerzen, Infektanfälligkeit, Haarausfall, Sodbrennen. Chronische Schmerzen, Arthrose, Gicht, Allergien, Bluthochdruck, Arteriosklerose, Osteoporose, Krebs können unter anderem aus einer chronischen Übersäuerung entstehen.

Neben Nikotin und weiteren inhalativen Giftstoffen können auch bestimmte **Medikamente** das Risiko einer Entartung der Zellen fördern. Medikamente, welche das Immunsystem auf ein Minimum herunterfahren – sogenannte Immunsuppressiva zum Beispiel. Das Immunsystem ist quasi ausgeschaltet und daher nicht in der Lage, schadhafte Stellen abzubauen. Hormonpräparate stehen schon seit Jahren im Verdacht, hormonsensible Tumore anzufeuern und deren Wachstum zu fördern.

Zellen benötigen ein stabiles Milieu, Sauerstoff und Nährstoffe, um der Zellteilung akkurat nachgehen zu können. Eine gesunde und intakte Darmflora ist hier sehr wichtig und unumgänglich. Bakterien wie die Clostridien führen zu einer Vermehrung der Fäulniskeime. Dies führt zur Bildung toxischer Stoffe wie Ammoniak und Indol, welche die Darmflora und Darmschleimhaut schädigen und den pH-Wert im Darm verändern. Die Darmschleimhaut kann sich entzündlich verändern, die Zellregeneration wird erschwert und Stoffe, die normalerweise ausgeschieden werden, gelangen wieder in den Körperkreislauf. Dort belasten sie den Stoffwechsel, die Leber und weitere Organe. Allergien, ein geschwächtes Immunsystem, ein erhöhter Homocysteinspiegel, Zellveränderungen und und und sind die Folge dessen.

Unser gesamter Darm ist mit einer **durchgehenden Epithelzellschicht** sowie einer natürlichen Darmbakterienschicht ausgekleidet. Die Zellen und Bakterien haben die Aufgabe, eine natürliche Barriere herzustellen. Abgestorbene Zellen, verdaute Nahrung, Bakterien, Pollen, Giftstoffe – all das würde normalerweise ausgeschieden werden. Ist die Darmflora und die Zellschicht aber nicht intakt, gelangen all diese Stoffe wieder zurück in den Körperkreislauf. Hier werden sie vom körpereigenen Immunsystem als fremd und schädlich erkannt und angegriffen. Dieser Angriff kann zu Entzündungen im Darm und im ganzen Körper führen. Die Entzündungen wiederum erhöhen weiterhin die Durchlässigkeit des Darms und lösen so Unverträglichkeiten, Allergien, Autoimmunprozesse und unter Umständen auch Krebserkrankungen aus.

Vitalpilze:

- Reishi – hat eine beruhigende und ausgleichende Wirkung auf den Darm, hemmt Entzündungen und reguliert die Histaminausschüttung.
- Hericium – regeneriert die Darmschleimhaut.
- Pleurotus – unterstützt die Produktion von Laktobazillen und Bifidobakterien und hat damit eine positive Wirkung auf die Darmflora.
- Auricularia – befeuchtet die Darmschleimhaut.

Schüßler-Salze:
- Nr. 2 Calcium phosphoricum – Regeneration nach langen Krankheiten, hilft bei Fistelbildung und Darmpolypen.
- Nr. 3 Ferrum phosphoricum – Entzündungsmittel, wenn die Entzündung gerade beginnt, unterstützt die Blutbildung.
- Nr. 4 Kalium chloratum – Entzündungsmittel bei Entzündungen im zweiten Stadium.
- Nr. 6 Kalium sulfuricum – Entzündungsmittel für das dritte Stadium.
- Nr. 24 Arsenum jodatum – verringert die Allergiebereitschaft, stärkt den geschwächten und müden Körper, lindert Entzündungen.

Normalerweise herrscht in jedem Körper ein Gleichgewicht zwischen freien Radikalen und Radikalenfängern, sogenannten Antioxidantien. **Freie Radikale** entstehen bei sämtlichen Stoffwechselvorgängen im Körper – beim Essen, beim Atmen, bei Stress, beim Rauchen, durch Schadstoffe, durch Alkohol und Medikamente … In einem gewissen Maß braucht der Körper sie sogar um zum Beispiel Krankheitserreger abzufangen und zu zerstören. **Radikalenfänger** haben alle Lebewesen von Geburt an. Sie dienen dem Körper als Schutz.
Nehmen die freien Radikale überhand, können sie dem Körper schaden. Sie führen unter anderem zu Arteriosklerose, zu Herzinfarkten, entzündlichen Prozessen und auch zu Krebs. Freie Radikale haben ihr elektronisches Gleichgewicht verloren, ihnen fehlt ein Elektron. Um ihr Gleichgewicht zurückzuerhalten, zerstören sie die Zellhüllen, greifen in die Erbinformationen

ein und richten so unter anderem Schäden am Gewebe, an den Schleimhäuten, an den Organen an. Lebenswichtige Abläufe werden dadurch gestört, die Zelle kann nicht mehr richtig arbeiten. Es entsteht oxidativer Stress im Körper. **Antioxidantien** haben die Fähigkeit, ein Elektron abzugeben, um so freie Radikale, denen ja ein Elektron fehlt, zu neutralisieren. Dass Antioxidantien (über-)lebenswichtig sind, erklärt sich nun fast von selbst. Wie oben schon geschrieben, kommt es durch Rauchen, Alkohol, Schadstoffe, Ozon, Medikamente, anhaltenden Stress und Mangelernährung zu **oxidativem Stress**. Es entstehen in einer Art Kettenreaktion immer mehr freie Radikale, welche die Zellen zerstören und so enorme Schäden im Körper anrichten. Die bekanntesten Antioxidantien sind die Vitamine A, C, E sowie Kupfer, Magnesium, Selen, Zink, L-Glutathion, Methionin. Aber auch Gemüse und Kräuter gelten als Antioxidantien. So zum Beispiel Petersilie, Rosmarin, Minze, Basilikum, Bärlauch, Kerbel, Curcuma, Tomaten, Spargel, Brokkoli, Ingwer, Löwenzahn, Giersch, Nüsse ...

Schwermetalle/Schwermetallbelastungen:
Erst seit einigen Jahren fängt man an, auch über Schwermetallbelastungen nachzudenken.
Aluminium im Deo, in Kosmetikartikeln und in Medikamenten, Aluminium bei Impfungen, in Aluminium eingewickelte Lebensmittel, Joghurtdeckel mit Aluminiumanteil, Kaffeekapseln, Safttüten ... Bekannt sollte jedem sein, dass Säure und Salz Aluminium lösen und es so auf Lebensmittel übergehen kann. Da das Umdenken, was Aluminium angeht, erst vor wenigen

Jahren begonnen hat, haben viele eine Aluminiumbelastung im Körper. Die Folgen beziehungsweise die Symptome einer Aluminiumbelastung zeigen sich in Form von Demenz, Alzheimer, Konzentrationsstörungen, Unruhe, Allergien, Nervenschäden, Krebs ...

Blei wurde vor über hundert Jahren bis Mitte der 1970er in Häusern verbaut. Mittlerweile sind Bleirohre für die Trinkwasserzuleitung verboten, in vielen alten Häusern jedoch noch immer nicht ausgetauscht. Bewohner nehmen so täglich Blei über das Trinkwasser auf. Auch Jäger, Polizisten, Soldaten nehmen wesentlich mehr Blei auf als normal. Bleihaltige Munition ist hier ein großes Problem. Mit dieser Munition wird zum Beispiel auch Wild geschossen und diese anschließend mitverzehrt. Die Folgen einer Bleivergiftung sind Nierenschäden, Nervenschäden, Schlafstörungen, Krampfanfälle, Übelkeit, Erbrechen, Gewichtsverlust, Krebserkrankungen.

Quecksilber kennen viele noch aus den alten Fieberthermometern. Heute wird Quecksilber in Energiesparlampen verbaut, findet sich in Impfungen (Thiomersal) und Zahnfüllungen (Amalgam). Konzentrationsstörungen, Gedächtnisstörungen, Autismus, Unruhe, Aggressivität, Nervenschäden, Muskelschwäche können die Folgen einer Quecksilbervergiftung sein.

Ist der **Körper übersäuert**, wird die Wirkung der Schwermetalle verstärkt und das Immunsystem geschwächt. Mineralstoffe und Vitamine werden stärker aufgebraucht, Zellen geschädigt. Ob eine Schwermetallbelastung vorliegt, lässt sich über einen Urintest herausfinden. Oregano, Bärlauch, Knoblauch, Silicium, Blasentang (Fucus vesiculosus), Brennnessel, Goldrute, Löwenzahn haben ausleitende und lösende Wirkung. Die Bindung der Schwermetalle ist dann zum Beispiel mit Bentonit oder der Chlorella-Alge vorzunehmen. Diese Art der Therapie sollte immer mit einem erfahrenen Therapeuten abgesprochen und eingeleitet werden!

In der Onkologie wird **Platin** (Cisplatinum, Carboplatin) als Chemotherapeutikum eingesetzt. Platin ist ein Edelmetall, welches auch in Zahnimplantaten und Katalysatoren vorkommt. Platinsalze haben die negative Eigenschaft, dass sie die DNA verändern, Allergien hervorrufen, Organe und Knochenmark schädigen und so das blutbildende System beeinflussen. Aus diesen negativen Eigenschaften können Krebserkrankung entstehen. Nach einer Chemotherapie ist es also ratsam eine **Entgiftung** des Körpers vorzunehmen. Dies natürlich auch nur unter Anleitung eines erfahrenen Therapeuten.

Es gibt viele Faktoren und Umwelteinflüsse, die Krebs auslösen können. Es gibt aber auch immer die Möglichkeit den Körper dagegen zu schützen und Vorkehrungen zu treffen. Achten Sie bewusst darauf, was Sie essen, achten Sie darauf, dass sich Stress und Entspannung in Waage halten, dass Sie ausreichend Nährstoffe aufnehmen und der Körper auch aufnahmefähig dafür ist. Gehen Sie nicht erst dann zum Heilpraktiker oder zum Arzt, wenn das Kind in den Brunnen gefallen ist. Dem Auto gönnt man ja auch in regelmäßigen Abständen Inspektionen und fährt nicht erst dann in die Werkstatt, wenn es klappert oder alle Warnlampen angesprungen sind. Gönnen Sie sich das, was Sie Ihrem Auto gönnen ebenfalls. Sie sollten es sich wert sein.

Ein Auto kann man ersetzen, ein Leben nicht.

Lichen ruber

Lichen ruber, auch Knötchenflechte genannt, ist eine chronische Erkrankung der Haut und des Immunsystems und tritt gehäuft ab dem dreißigsten Lebensjahr auf.

Die Haut zeigt sich gerötet, juckt, bildet sogenannte Papeln (erhabene – sprich: hervortretende – Knötchen oder Verdickungen auf der Haut) und kann sich entzündlich verändern. Die Ursache für diese Erkrankung ist noch nicht vollends geklärt. Vermutlich liegt aber eine Störung des Immunsystems vor. Das heißt, der Körper richtet sich gegen sein eigenes Gewebe und zerstört es sukzessive.

Das Immunsystem ist eine Art Wächter über unseren Körper. Das **angeborene Immunsystem** besteht aus Granulozyten, Makrophagen, natürlichen Killerzellen, Mastzellen und dendritischen Zellen. Sie bilden die unspezifische Abwehr, welche sich sofort in Erscheinung bringt, wenn (unspezifische) Erreger in den Körper eingedrungen sind. Granulozyten und Makrophagen sind Fresszellen und ernähren sich von Bakterien, toten Zellen und deren Trümmern. Killerzellen hingegen haben ein feines Gespür für von Viren befallene Zellen und Tumorzellen. Das **erworbene Immunsystem** besteht aus Antikörpern und Zytokinen. Antikörper werden über den mütterlichen Blutkreislauf an das Ungeborene übergeben oder über die Muttermilch. Auch Impfungen und durchlaufene Erkrankungen erzeugen Antikörper.

Antikörper entstehen aus den B-Lymphozyten und werden von T-Zellen bei ihrer Arbeit unterstützt. Sie besitzen Rezeptoren, um Antigene erkennen zu können, und sind vergleichbar mit Spürhunden, die bestimmte Stoffe zu erschnüffeln vermögen. Bei der erworbenen Immunität unterscheidet man noch die natürliche erworbene Immunität und die künstlich erworbene Immunität. **Lymphozyten** gehören zu den Leukozyten, zum sogenannten weißen Blutbild. Sie entstehen im Knochenmark und im Thymus – den primären lymphatischen Organen – und wandern von da aus in die Milz und die Lymphknoten, welche die sekundären lymphatischen Organe darstellen. Bahnt sich zum Beispiel ein Infekt an, läuft unser Immunsystem auf Hochtouren. Die Lymphknoten stellen dabei eine Art Kommandozentrale dar. Hier werden die Informationen über den Erreger zusammengetragen, ein Schlachtplan wird entwickelt, um zielgerichtet gegen die Erreger vorgehen zu können. Unsere Lymphe durchfließt auf ihrem Weg durch unseren Körper mehrere Lymphknoten. Ist ein Infekt im Anmarsch oder sind Erreger in den Körper eingedrungen, wird die Lymphe in den Lymphknoten durchsucht und gefiltert. Durch die vermehrte Bildung von Lymphozyten schwillt der/die Lymphknoten an. Die T-Zellen sind dabei ständig auf Patrouille und gucken nach, ob in den Lymphknoten Antigene gesammelt wurden. Granulozyten, Makrophagen und dendritische Zellen sind zur Phagozytose – also zum Auffressen bestimmter Zellen – befähigt und gehören dem angeborenen Immunsystem an. Das heißt, sie wissen von Anfang an, was ihre Bestimmung und Aufgabe ist, und können im Falle einer Entzündung direkt arbeiten. Liegt eine Entzündung vor, wird Histamin aus den Mastzellen freigesetzt. Dies macht die Gefäße durchlässig und führt so zur Schwellung. Die Schwellung wiederum ruft Schmerzen hervor, da ein erhöhter Druck auf das Gewebe besteht. Verschiedene Zellen des Immunsystems beginnen dann mit dem Aufräumen und Reparieren an der schadhaften Stelle.

Unter einem Antigen versteht man Stoffe, die eine Immunreaktion im Körper auslösen. Ein **Antigen** hat nichts mit Genetik beziehungsweise den Genen zu tun. Es setzt sich aus den Worten ***Antibody Generating*** zusammen, was so viel heißt wie „Antikörper erzeugend". Ein Antigen erzeugt also immer einen Antikörper und diese beiden passen dann zusammen wie ein Schlüssel zu einem Schloss.

Unser Immunsystem hat die Fähigkeit, körperfremde Strukturen zu erkennen, um so eine **Antigen-Antikörper-Reaktion** hervorzurufen. Kommt der Organismus ein zweites Mal mit dem Antigen in Kontakt, ist der Körper gerüstet und es liegen bereits entsprechende Antikörper vor.

Liegt eine **Autoimmunstörung** vor, kann das Immunsystem eigen nicht mehr von fremd unterscheiden und greift die körpereigenen Zellen an. Durch diese Reaktion kann es zu schweren Störungen der Organ-/Körperfunktionen kommen. Das Gewebe entzündet sich, das Immunsystem wird aktiv und sendet Abwehrzellen aus. Diese sollen das entzündete Gebiet aufräumen und reparieren. Doch leider wird dabei auch gesundes Gewebe mit abgetragen. Dass das Immunsystem überschießend reagiert, kann verschiedene Ursachen haben. Stress, ungesunde Ernährungsweise, ungesunde Lebensweise, virale Belastung wie zum Beispiel durch das Epstein-Barr-Virus oder Herpes stehen unter anderem als Auslöser unter Verdacht, da sie einen Nährstoff-

mangel, hormonelle Dysbalancen, Übersäuerung, Sauerstoffmangel und Milieuveränderungen provozieren.
Übersäuerung entsteht zum Beispiel durch Zahngifte wie Amalgam, durch Bakterientoxine, durch Stress, durch zu hohe Zufuhr von tierischem Eiweiß, Milchprodukten oder übermäßiger Zufuhr von Weizenmehlprodukten. Wenn ich Patienten sage: „Ihr Gewebe ist total übersäuert", bekomme ich oft zur Antwort: „Mit Sodbrennen habe ich aber gar keine Last." Wenn das Gewebe übersäuert ist, muss man auch nicht zwangsläufig Sodbrennen haben. Eine Pyrosis (so der fachsprachliche Terminus) ist zwar ebenfalls Übersäuerung, aber im Magen. Es ist lediglich eines von vielen Symptomen einer Übersäuerung. Sodbrennen kann auftreten, muss aber nicht. Übersäuerung hat zur Folge, dass Mineralstoffe ins Missverhältnis und in einen Mangel geraten. Ein **Mangel an Nährstoffen und Vitaminen** forciert unter Umständen Entzündungen. Liegt ein Mangel an Vitamin B12, Vitamin B6 und Folsäure vor, steigt der Homocysteinspiegel an. Ein erhöhtes Homocystein steht unter anderem in Verdacht, den Zelluntergang im Gehirn zu beschleunigen und Entzündungen zu provozieren. Die körpereigene Entgiftungsfunktion ist gestört.

Da die Erkrankung **Lichen ruber** die Hautzellen betrifft, können diese sich im Laufe der Zeit verändern und entarten. Offene Stellen können sich durch Kratzen entzünden und infizieren.
Jede Zelle wächst und regeneriert unterschiedlich schnell.
Epithelgewebe bedeckt unsere Körperoberfläche und wird vom umliegenden Gewebe und vorbeilaufenden Blutgefäßen mit

Nährstoffen versorgt. Epithelgewebe dient der Nährstoffaufnahme im Darm, der Sinnes- und Reizwahrnehmung, der Sekretion und dem Transport (zum Beispiel von Schleim über die Flimmerhärchen), Schutzfunktion gegen Viren und Bakterien und kann einschichtig, mehrschichtig oder mehrreihig sein.
Jede Zelle braucht unterschiedlich viel Zeit zur Erneuerung und Regeneration. Die Zellen der Haut erneuern sich circa alle zehn bis dreißig Tage, die Zellen der Magenschleimhaut alle zwei bis zehn Tage, rote Blutkörperchen brauchen circa zwölf bis sechzehn Wochen zur Erneuerung, Leberzellen circa ein Jahr, die Darmschleimhaut erneuert sich circa alle vier Tage. Im Laufe des Lebens nimmt die Regenerationsfähigkeit der Zellen ab. Der Zellabbau ist höher als der Zellaufbau und durch bestimmte Lebensumstände beziehungsweise Lebensweisen, Stress, Fehlernährung, Nährstoffmangel, pH-Wert-Verschiebungen, hormonelle Dysbalancen, Nikotin, Alkohol und Medikamente, können sich Zellen verändern und entarten.
Ist das Immunsystem geschwächt oder gestört, ist es nicht mehr in der Lage schadhafte Zellen zu erkennen und zu vernichten. Die Zellen können ungestört weiterwachsen, sich vermehren und ihr Unwesen treiben.
Neben einem gestörten Immunsystem kann die Erkrankung auch durch Medikamente (zum Beispiel Betablocker, Schmerzmittel und Antibiotika) ausgelöst werden. Auch Chemikalien und Viruserkrankungen kommen als Ursache in Frage.
Lichen ruber kann sich auch an den Nägeln zeigen. Die Nägel werden dünner und können Längsrillen haben. Auf der Haut zeigt sich die sogenannte weißliche, netzartige Wickham-

Streifung. Haut und Schleimhäute sehen dann aus, als würde ein weißliches Gitternetz darüber liegen, welches sich allerdings nicht wegwischen lässt.
Um die Erkrankung behandeln zu können, sollte die Ursache gefunden werden. Das heißt, eine ordentliche Anamnese ist sehr wichtig. Denn nur so lässt sich herausfinden, wo der Behandlungsansatz sein sollte. Naturheilkundliche Unterstützung findet der Körper durch folgende Maßnahmen:

Schüßler-Salze:
- Nr. 1 Calcium fluoratum – Salz der Knochen, Sehnen, Bänder und Nägel. Es gibt Schutz, Form und Elastizität.
- Nr. 3 Ferrum phosphoricum – Entzündungsmittel, wenn die Entzündung gerade beginnt. Unterstützt die Blutbildung.
- Nr. 4 Kalium chloratum – Entzündungsmittel bei Entzündungen im zweiten Stadium.
- Nr. 6 Kalium sulfuricum – Entzündungsmittel für das dritte Stadium.
- Nr. 9 Natrium phosphoricum – unterstützt den Säureabbau im Körper.
- Nr. 10 Natrium sulfuricum – unterstützt die Entgiftung des Körpers.
- Nr. 11 Silicea – unterstützt den Säureabbau, stärkt die Haut
- Nr. 24 Arsenum jodatum – stärkt den geschwächten Körper, lindert Entzündungen.

Neben den Schüßler-Salzen sind aber auch die **Vitalpilze** eine gute Möglichkeit, um das Immunsystem anzukurbeln und aufrechtzuerhalten.
Der ABM (Agaricus blazei murrill) wird vorrangig bei Autoimmunerkrankungen und Krebserkrankungen eingesetzt. Der Coriolus hat antivirale und antibakterielle Wirkung und stärkt die zelluläre Abwehr. Der Hericium und der Pleurotus wirken sich positiv auf die Darmschleimhaut und somit auf die Schutzbarriere aus. Der Reishi hat eine starke antientzündliche Wirkung und hemmt die Histaminausschüttung. Der Shiitake hat eine immunregulierende Wirkung, von der vor allem Krebspatienten profitieren.

Auch über die Ernährung lässt sich vieles im Körper steuern. Verzichten Sie auf Konservierungsstoffe, auf Fertigprodukte, denn diese triggern Autoimmunprozesse unter Umständen an. Weizenmehl, Industriezucker und Schweinefleisch sollten ebenfalls gemieden beziehungsweise in Maßen gegessen werden, denn auch sie fördern Entzündungen.
Achten Sie auf eine ausreichende Zufuhr an Omega-3-Fettsäuren und **Antioxidantien**, denn diese wirken Entzündungen entgegen. Antioxidantien haben die Fähigkeit ein Elektron abzugeben, um so freie Radikale, denen ja ein Elektron fehlt, zu neutralisieren. Dass Antioxidantien (über-)lebenswichtig sind, erklärt sich nun fast von selbst. Durch Rauchen, durch Alkohol, Schadstoffe, Ozon, Medikamente, anhaltenden Stress und Mangelernährung kommt es zu **oxidativem Stress**. Es entstehen in einer Art Kettenreaktion immer mehr freie Radikale, die die

Zellen zerstören und so enorme Schäden im Körper anrichten. Die bekanntesten Antioxidantien sind die Vitamine A, C, E sowie Kupfer, Magnesium, Selen, Zink, L-Glutathion, Methionin. Aber auch Gemüse und Kräuter gelten als Antioxidantien. So zum Beispiel Petersilie, Rosmarin, Minze, Basilikum, Bärlauch, Kerbel, Curcuma, Tomaten, Spargel, Brokkoli, Ingwer, Löwenzahn, Giersch, Nüsse ...
Rinderleber, Hühnereigelb, Hülsenfrüchte wie Linsen, Erbsen und Bohnen, Pfifferlinge, Blutwurst, und Haferflocken sind zum Beispiel gute Eisenlieferanten. Acerolakirsche, Hagebutte, Sanddorn, schwarze Johannisbeere, Kiwi, Ananas liefern uns viel Vitamin C. Manchmal reicht die Zufuhr über die Ernährung nicht aus, dann sollte auf hochwertige und ausgewählte Vitaminpräparate zurückgegriffen werden. Hier sollte ein erfahrener Therapeut beratend zur Seite stehen. Das Immunsystem kann zusätzlich über den Darm gestärkt werden – entweder über Orthoflor® immun, LaVita oder mit dem Nahrungsergänzungsmittel mucozink®. Sie alle beinhalten wichtige Bestandteile für Darm und Immunsystem.

Schwermetalle/Schwermetallbelastungen:
Ein ganz wichtiges Thema! Erst seit einigen Jahren fängt man an auch über Schwermetallbelastungen nachzudenken.
Aluminium im Deo, Kosmetikartikeln, Impfungen, Medikamenten, Lebensmittel eingewickelt in Aluminium, Joghurtdeckel mit Aluminiumanteil, Kaffeekapseln, Safttüten ... Bekannt sollte jedem sein, dass Säure und Salz Aluminium löst und es so auf Lebensmittel übergehen kann. Da das Umdenken, was Alu-

minium angeht, erst vor wenigen Jahren begonnen hat, haben viele eine Aluminiumbelastung im Körper.
Die Folgen beziehungsweise die Symptome einer Aluminiumbelastung zeigen sich in Form von Demenz, Alzheimer, Konzentrationsstörungen, Unruhe, Allergien, Nervenschäden, Krebs, Autoimmunerkrankungen ...
Blei wurden vor über hundert Jahren bis Mitte der 1970er Jahre in Häusern verbaut. Mittlerweile sind Bleirohre für die Trinkwasserzuleitung verboten, in vielen alten Häusern jedoch noch immer nicht ausgetauscht. Bewohner nehmen so täglich Blei über das Trinkwasser auf. Auch Jäger, Polizisten, Soldaten nehmen wesentlich mehr Blei auf als normal. Bleihaltige Munition ist hier ein großes Problem. Mit dieser Munition wird zum Beispiel auch Wild geschossen und anschließend verzehrt. Die Folgen einer Bleivergiftung sind Nierenschäden, Nervenschäden, Schlafstörungen, Krampfanfälle, Übelkeit, Erbrechen, Gewichtsverlust, Krebserkrankungen.
Quecksilber kennen viele noch aus den alten Fieberthermometern. Heute wird Quecksilber in Energiesparlampen verbaut, findet sich in Impfungen (Thiomersal) und Zahnfüllungen (Amalgam). Konzentrationsstörungen, Gedächtnisstörungen, Autismus, Unruhe, Aggressivität, Nervenschäden, Muskelschwäche, Autoimmunstörungen können die Folgen einer Quecksilbervergiftung sein.
Platin ist ein Edelmetall, welches auch in Zahnimplantaten und Katalysatoren vorkommt. Platinsalze haben die negative Eigenschaft, dass sie die DNA verändern, Allergien hervorrufen, Or-

gane und Knochenmark schädigen und so das blutbildende System beeinflussen.

Ist der Körper übersäuert wird die Wirkung der Schwermetalle verstärkt, Mineralstoffe und Vitamine werden stärker aufgebraucht, das Immunsystem geschwächt, Zellen geschädigt. Ob eine Schwermetallbelastung vorliegt lässt sich über einen Urintest herausfinden. Oregano, Bärlauch, Knoblauch, Silicium, Blasentang (Fucus vesiculosus), Brennnessel, Goldrute, Löwenzahn haben ausleitende und lösende Wirkung. Die Bindung der Schwermetalle ist dann zum Beispiel mit Bentonit oder der Chlorella-Alge vorzunehmen. Diese Art der Therapie sollte immer mit einem erfahrenen Therapeuten abgesprochen und eingeleitet werden!

Es gibt viele Faktoren und Umwelteinflüsse, die Autoimmunerkrankungen auslösen können. Es gibt aber auch immer die Möglichkeit, den Körper dagegen zu schützen und Vorkehrungen zu treffen. Achten Sie bewusst darauf, was Sie essen. Achten Sie darauf, dass sich Stress und Entspannung in Waage halten, dass Sie ausreichend Nährstoffe aufnehmen und der Körper auch aufnahmefähig dafür ist.

Chronische Lungenerkrankungen

Die Zahl der Lungenerkrankten nimmt jährlich stetig zu. Immerhin stehen die Todesfälle durch Lungenerkrankungen, speziell durch Lungenkrebs, an dritter Stelle der Statistik von 2015. Platz eins und zwei nehmen die Herzerkrankungen ein.
Zu den Lungenerkrankungen gehören neben Lungenkrebs auch die Tuberkulose, COPD, Asthma, Lungenemphysem, Lungenfibrose, Bronchiektasen, die schlafbezogenen Atmungsstörungen, Mukoviszidose, berufsbedingte Lungenerkrankungen, Lungenentzündung, Lungenembolie.
COPD, Asthma und das Lungenemphysem sind vermutlich die bekanntesten chronischen Lungenerkrankungen. Sie unterscheiden sich von leichteren Atemwegsinfektionen wie etwa Influenza oder Lungenentzündung darin, dass jene akut sind und in der Regel komplikationslos ausheilen, während COPD (zu der auch das Lungenemphysem zählt) und Asthma dauerhaft bestehen bleiben.
Beim **Asthma bronchiale** kommt es zu anfallsartiger Atemnot. Die Atemwege sind chronisch entzündet und verengen sich. Die Entzündung kann zum Beispiel durch Allergene ausgelöst und getriggert werden. Die Schleimhäute sind gereizt, die Flimmerhärchen nicht mehr optimal beweglich. Der Körper erkennt, dass da etwas im Argen ist und handelt. Es setzt ein Hustenreiz ein. Dieser Husten kann produktiv, also mit Schleim, aber auch trocken sein. Doch nicht nur Allergene können Asthma auslösen, auch das Einatmen von inhalativen Schadstoffen (unter anderem Passivrauchen), Rauchen, Überanstrengung und Medikamente

können asthmatische Anfälle auslösen. Die Zahl der Asthmaerkrankten nimmt stetig zu.

COPD (chronic obstructive pulmonary disease) ist die vierthäufigste Todesursache weltweit. Die Erkrankung ist nicht reversibel, das geschädigte Gewebe bleibt geschädigt. Ändert man etwas an seiner Lebensweise, kann die Erkrankungsentwicklung gestoppt beziehungsweise verlangsamt werden. Eine Heilung ist aber, wie schon gesagt, nicht möglich. Die Bronchien sind chronisch entzündet. Das Gewebe wird narbig umgewandelt und steht dem Sauerstoffaustausch nur noch bedingt zur Verfügung. Jahreslanges, exzessives Rauchen ist eine der Hauptursachen für COPD. Dauerhaftes Arbeiten mit Staub, Dämpfen oder Gasen fördern ebenfalls diese Atemwegserkrankung. Die Alveolen in der Lunge, welche für den Sauerstoffaustausch zuständig sind, werden zerstört. In der Lunge befinden sich circa dreihundert Millionen dieser Alveolen. Sie sind traubenförmig angeordnet und von einem feinen Netz kleiner Kapillargefäße umgeben, welche für den Sauerstoffaustausch mitverantwortlich sind.

Beim **Lungenemphysem** überblähen die kleinen Alveolen. Mehrere kleine Alveolen können zu einer großen Alveole verschmelzen und so eine Emphysemblase bilden. Der Gasaustausch ist dadurch empfindlich gestört. Im Körper, in den Organen, im Gewebe kommt nicht mehr ausreichend Sauerstoff an. Patienten mit einem Lungenemphysem können nicht mehr vollständig ausatmen, da ein Teil der Luft in den Alveolen bleibt. Auch hier ist die chronische Entzündung der Bronchien – verursacht durch Nikotin, durch Allergien, durch Gase, Dämpfe und Staub – ursächlich. Das Lungenemphysem gehört zu den chro-

nisch obstruktiven Lungenerkrankungen und damit auch zur COPD.
Die chronisch obstruktiven Lungenerkrankungen führen alle über kurz oder lang dazu, dass der Körper nicht mehr ausreichend mit Sauerstoff versorgt wird. Der Sauerstoffmangel (Hypoxie) kann sich durch sogenannte Trommelschlegelfinger zeigen, durch eine bläuliche Verfärbung der Lippen und auch der Haut, es kann zu Ohnmachtsanfällen kommen, zu Konzentrationsstörungen, Bewusstseinsstörungen und einer allgemeinen Schwäche. Der Sauerstoffmangel veranlasst das Herz zu einer erhöhten Pumpleistung, um den Mangel auszugleichen. Das Herz kommt pumptechnisch an seine Grenzen, vollbringt Höchstleistungen und versucht zu retten, was zu retten ist. So entwickelt sich im Laufe der Zeit womöglich eine Rechtsherzinsuffizienz. Durch die Insuffizienz – also die mangelnde Fähigkeit des Herzens, das Blut weiter zu pumpen – kommt nicht nur weniger Sauerstoff im Körper an, sondern auch weniger Blut. Organe werden unterversorgt, der Blutdruck steigt, Wasser lagert ein (Ödeme), die Leber vergrößert sich abnorm (Hepatomegalie), die Atemnot steigt immer weiter an, die Hirnleistung nimmt immer weiter ab. Natürlich steht bei dieser Erkrankung die Ursachenbeseitigung an erster Stelle. Raucher sollten so schnell wie möglich mit dem Nikotinkonsum aufhören, wer mit inhalativen Schadstoffen arbeitet, sollte eine Umschulung oder einen Jobwechsel erwirken. Die Erkrankung lässt sich nicht rückgängig machen, aber weitere Folgen für Herz und Hirn lassen sich so vielleicht vermeiden oder ausbremsen. Wer die Ursache beseitigt und ausgeschaltet hat, kann seinen Körper auch

noch naturheilkundlich unterstützen. Hier eignen sich Schüßler-Salze, Vitalpilze, Heilkräuter und leichte sportliche Betätigung besonders gut.

Schüßler-Salze:

- Nr. 1 Calcium fluoratum – reguliert die Spannungsverhältnisse im Gewebe.
- Nr. 2 Calcium phosphoricum – reguliert die Ausschüttung von Histamin und nimmt so Einfluss auf allergische Reaktionen.

Nr. 3 Ferrum phosphoricum – Salz des Immunsystems, reguliert Entzündungen, fördert die Ausscheidung von Giftstoffen, unterstützt die Aufnahme von Sauerstoff.

- Nr. 4 Kalium chloratum – reguliert Entzündungen der Schleimhäute.
- Nr. 5 Kalium phosphoricum – unterstützt die Sauerstoffaufnahme und -abgabe im Körper.
- Nr. 6 Kalium sulfuricum – unterstützt die Leberleistung, wirkt positiv auf Schleimhäute ein, unterstützt den Sauerstofftransport in die Organe.
- Nr. 7 Magnesium phosphoricum – wirkt entkrampfend und entspannend.
- Nr. 8 Natrium chloratum – wichtig für die Zellteilung und Zellerneuerung.
- Nr. 9 Natrium phosphoricum – baut Milchsäure ab. Milchsäure entsteht durch Sauerstoffmangel und Stress.
- Nr. 10 Natrium sulfuricum – wirkt entzündungshemmend und entgiftend.

Nr. 11 Silicea – wirkt entzündungshemmend, aktiviert das Immunsystem.
Nr. 12 Calcium sulfuricum – wirkt entzündungshemmend.
Diese Salze verbessern Stoffwechselvorgänge, regulieren und fördern die Selbstheilungskräfte des Körpers.

Ätherische Öle:
Myrte, Lavendel, Bergamotte, Teebaum, Angelikawurzel, Zitrone – diese ätherischen Öle können zur Immunstärkung eingesetzt werden. Entweder als Ölmischung zum Einreiben oder für die Duftlampe haben sie antivirale, antibakterielle und Selbstheilungskräfte regulierende Wirkung. Gerade bei chronisch entzündlichen Erkrankungen der Lunge pfropfen sich gerne virale oder bakterielle Infektionen auf und zerstören so noch mehr Lungengewebe und Alveolen.

Vitalpilze sind eine gute Möglichkeit das Immunsystem anzukurbeln und aufrechtzuerhalten:
- ABM (Agaricus blazei murrill) – wird vorrangig bei Autoimmunerkrankungen und Krebserkrankungen eingesetzt.
- Coriolus – hat antivirale und antibakterielle Wirkung und stärkt die zelluläre Abwehr.
- Cordyceps – stärkt die Lunge und unterstützt die Psyche.
- Hericium und Pleurotus – wirken sich positiv auf Schleimhäute aus, beide stärken und regenerieren diese.
- Reishi – hat eine starke antientzündliche und schleimhautregenerierende Wirkung, hemmt die Histaminausschüttung und stärkt die Lunge.

- Shiitake – hat eine immunregulierende Wirkung, von der vor allem chronisch Kranke und Krebspatienten profitieren.

Vitamine:
Vitamin B12 hat eine wichtige Aufgabe im Bereich der Blutbildung. Liegt ein Mangel vor, macht sich das zuerst an den roten Blutkörperchen, den Erythrozyten, bemerkbar. Außerdem wird es für diverse Stoffwechselvorgänge benötigt. Vitamin B6 ist maßgeblich an der Zellteilung und am Zellwachstum beteiligt. Liegt ein Mangel an B6 vor, hat dies negativen Einfluss auf die Thymusdrüse und somit auf die Leukozytenproduktion. Vitamin C stärkt das Immunsystem.

Omega-3-Fettsäuren zählen zu den Fettsäuren, die der Körper nicht selbstständig herstellen kann. Sie reduzieren Entzündungen, unterstützen den Zellstoffwechsel und das Immunsystem. Gute Omega-3-Quellen sind Leinöl, Walnussöl, Krillöl.

Weihrauch: In Studien hat man festgestellt, dass Weihrauch eine ähnlich entzündungshemmende Wirkung hat wie Cortison. Ich setze Weihrauch daher sehr gerne in der Praxis ein.

Curcumin hat eine antioxidative und entzündungshemmende Wirkung.

Inhalationen mit Kochsalz und Salbei wirken schleimlösend und erleichtern das Abhusten des Schleims.

Spitzwegerich, Efeu und Thymian wirken ebenfalls schleimlösend und sind auch in Saftform in der Apotheke oder im Reformhaus erhältlich.

Wichtig und gut wäre auch eine **Langzeit-Sauerstofftherapie**. Der Patient bekommt ein Sauerstoffgerät, welches permanent Sauerstoff abgibt und so das Herz entlastet und für eine verbesserte Sauerstoffversorgung der Organe sorgt. Die Sauerstofftherapie ändert nichts an der Erkrankung. Sie dient lediglich der Unterstützung. Auch Physiotherapie und Atemtherapie können maßgeblich dazu beitragen, dass es dem Patienten besser geht, Schleim besser abgehustet werden kann und die Lunge gestärkt wird. Das Abhusten des Schleims ist sehr wichtig. Verschleimte Bronchien sind eine Brutstätte für Viren und Bakterien und sorgen so direkt für die nächste Entzündung. Präparate wie Soledum® oder GeloMyrtol® lösen den Schleim und wirken einer Entzündung entgegen.

Wer im Verlauf der Erkrankung viele Antibiotika und/oder Cortison einnehmen musste, sollte auch an seinen Darm denken und dem was Gutes tun. Der Aufbau der Darmflora ist wichtig für das Immunsystem und damit Nährstoffe wieder aufgenommen werden können. Nur ein gesunder und intakter Darm kann den Körper gesund halten und ernähren. Der Candida albicans, ein Hefepilz wird meist dann aktiv, wenn zum Beispiel Antibiotika oder Cortison eingenommen werden. Er verursacht Symptome wie Blähungen, Heißhungerattacken, Gelenkschmerzen, wiederholte Pilzinfektionen (zum Beispiel im Scheidenbereich), Lebererkrankungen, Hautveränderungen, Migräne ... Der Hefepilz baut Kohlenhydrate aus der Nahrung zu Fuselalkoholen ab. Die dauerhafte Belastung durch die Fuselalkohole schädigt die Leber und auch den Darm. Die Behandlung dieses Pilzes sieht vor, ihm die Ernährungsgrundlage zu entziehen und ihn dann mit probiotischen Präparaten und pflanzlichen, antimykotisch wirkenden Mitteln einzudämmen. Zucker- und kohlenhydrathaltige Lebensmittel sollten daher eine Zeit lang vermieden werden. So wird dem Candida die Lebensgrundlage entzogen, die Bildung der Fuselalkohole wird gestoppt. Leber und Darm können sich dann wieder erholen und entsprechend aufgebaut werden.

Multiple Sklerose

Multiple Sklerose ist eine Erkrankung, die schätzungsweise zweihunderttausend Deutsche betrifft. Die Erkrankung kann auf ganz unterschiedliche Weise beginnen und verlaufen. Aus diesem Grund wird die Krankheit auch als „Krankheit mit tausend Gesichtern“ bezeichnet.

Sehstörungen, Gefühlsstörungen in den Beinen und/oder Armen, Schwäche der Beine und/oder Arme, Entleerungsstörungen der Blase und/oder des Darms können auf die Erkrankung hinweisen. Die Diagnose wird meist durch ein MRT sowie durch Hirnwasseruntersuchung gestellt und gesichert. Schon im Frühstadium zeigen sich bei den meisten Patienten Veränderungen im Gehirn.

Die Ursache der Multiplen Sklerose liegt aller Voraussicht nach in einer Autoimmunreaktion. Der Körper greift sein eigenes Gewebe an und zerstört es nach und nach. Bei der MS wird bevorzugt die Hüllschicht, die Myelinscheide der Nervenfasern angegriffen und zersetzt. Man kann sich die Myelinscheide wie die Ummantelung eines Kabels vorstellen. Wird diese Schutzschicht zerstört, liegt das Kabel blank, ist angreifbar und oxidiert. Die Oxidation ist mit einer Entzündung vergleichbar – einer Entzündung am **Rückenmark und Gehirn**. Rückenmark und Gehirn stellen hierbei das im Beispiel erwähnte Kabel dar. Beides muss einwandfrei arbeiten, damit sämtliche Lebensfunktionen in uns aufrechterhalten werden können.

Das **Rückenmark** liegt im Wirbelkanal der Wirbelsäule und leitet Informationen vom Gehirn zum Körper und umgekehrt.

Ohne das Rückenmark gäbe es keine Verbindung vom Gehirn zum Körper. Telefone funktionieren mittlerweile ohne Kabelverbindung, doch unser Körper ist auf dieses circa vierzig bis fünfundvierzig Zentimeter lange Kabel ausnahmslos angewiesen. Wird das Kabel, also unser Rückenmark, beschädigt, haben wir eine Übermittelungsstörung im Nervensystem. Die gestörte Überleitung vom zentralen Nervensystem zu den Nervenzellen führt unter Umständen zu Lähmungserscheinungen, Schwäche, Sehstörungen, Kontrollverlust von Blase und Darm.
Aber nicht nur das Rückenmark muss einwandfrei arbeiten und intakt sein, auch an das **Gehirn** wird diese Anforderung gestellt. Gehirn und Rückenmark stehen miteinander in Verbindung und stellen eine Einheit dar. Es ist also „egal", ob die Verbindungsstörung im Gehirn oder im Rückenmark liegt – Störung ist Störung, ganz egal wo. Das Geflecht aus Nervenfasern wird in willkürliches, also bewusst steuerbares und unwillkürliches, also nicht willentlich steuerbares Nervensystem unterteilt. Viele MS-Patienten haben entzündliche Veränderungen im Gehirn. Diese Entzündungen sorgen für Störungen im Verlauf der Nervenleitbahnen.
Multiple Sklerose verläuft meist schubweise. Es entstehen Symptome, die manchmal sogar wieder rückläufig sind. Diese Schübe können von unterschiedlicher Länge, Dauer und Intensität sein. Es gibt auch sehr aggressive Verlaufsformen. Symptome und Beschwerden nehmen kontinuierlich zu. Dieser Verlauf ist aber wesentlich seltener zu finden.
Eingangs erwähnte ich es bereits:

Im Verdacht stehen **Autoimmunprozesse**, welche die Erkrankung auslösen. Der Körper greift sein eigenes Gewebe an und zerstört es nach und nach. Diese Übersteuerung des Immunsystems kennt man zum Beispiel auch von der Schilddrüse (M. Hashimoto), vom Rheuma oder vom Diabetes Typ I. Der Körper kann nicht mehr zwischen Freund und Feind unterscheiden und bekämpft sich selbst. Das Gewebe entzündet sich, das Immunsystem wird aktiv und sendet Abwehrzellen aus. Diese sollen das entzündete Gebiet aufräumen und reparieren. Doch leider wird dabei auch gesundes Gewebe mit abgetragen. Dass das Immunsystem überschießend reagiert, kann verschiedene Ursachen haben. Stress, ungesunde Ernährungsweise, ungesunde Lebensweise, virale Belastung wie zum Beispiel durch das Epstein-Barr-Virus oder Herpes, stehen unter anderem als Auslöser unter Verdacht, da sie einen Nährstoffmangel, hormonelle Dysbalancen, Übersäuerung, Sauerstoffmangel und Milieuveränderungen provozieren.

Übersäuerung entsteht zum Beispiel durch Zahngifte wie Amalgam, durch Bakterientoxine, durch Stress, durch zu hohe Zufuhr von tierischem Eiweiß, Milchprodukten oder übermäßiger Zufuhr von Weizenmehlprodukten. Wenn ich Patienten sage: „Ihr Gewebe ist total übersäuert“, bekomme ich oft zur Antwort: „Mit Sodbrennen habe ich aber gar keine Last.“. Wenn das Gewebe übersäuert ist, muss man auch nicht zwangsläufig Sodbrennen haben. Eine Pyrosis (so der fachsprachliche Terminus) ist zwar ebenfalls Übersäuerung, aber im Magen und es ist lediglich eines von vielen Symptomen einer Übersäuerung. Sodbrennen kann auftreten, muss aber nicht. Übersäuerung hat zur Folge, dass Mineralstoffe ins Missverhältnis und in einen Mangel geraten. Ein **Mangel an Nährstoffen und Vitaminen** forciert unter Umständen Entzündungen. Liegt ein Mangel an Vitamin B12, Vitamin B6 und Folsäure vor, steigt der Homocysteinspiegel an. Ein erhöhtes Homocystein steht unter anderem in Verdacht den Zelluntergang im Gehirn zu beschleunigen und Entzündungen zu provozieren. Die körpereigene Entgiftungsfunktion ist gestört. Gerade Menschen mit Multipler Sklerose sollten darauf achten, dass das Gewebe nicht übersäuert ist, kein Nährstoffmangel besteht und die Entgiftungsfunktion des Körpers gegeben ist, denn so können weitere Entzündungsherde vermieden und eingedämmt werden.

Vitamine:

- Vitamin B12 ist eines der Vitamine, welches wir für circa hundert Stoffwechselvorgänge, für die Zellteilung, die Zellreifung und die Blutbildung benötigen. Es ist wichtig für die Nerven und für den Aufbau der Myelinhüllen. Myelinhüllen haben die Aufgabe, die Nervenzellen zu isolieren.
- Vitamin B6 stärkt die Nerven, nimmt Einfluss auf das Immunsystem und die Hormone. Es ist aber vor allem am Aufbau der Botenstoffe Adrenalin und Serotonin beteiligt. Liegt ein Mangel vor, kann sich dies zum Beispiel durch kribbelnde Hände und Füße zeigen, durch Muskelkrämpfe und Abwehrschwäche.
- Vitamin B2 ist beteiligt an der Produktion von Schilddrüsenhormonen und am Immunsystem. Es wird aber auch für die Energiegewinnung benötigt – also ob uns Kraft zur Verfügung steht oder eben nicht.

- Vitamin D, so hat sich in Studien gezeigt, hat Einfluss auf die Schubintensität und -häufigkeit. Verhärtete Stellen im Rückenmark konnten verringert werden, sogar eine Remyelinisierung der geschädigten Nerven nachzuweisen (Quelle: www.dmsg.de). Aus diesem Grund ist es empfehlenswert, den Vitamin D-Spiegel kontrollieren zu lassen, um entsprechend handeln zu können. Vitamin D sollte nicht auf eigene Faust und ohne Laborkontrolle eingenommen werden. Überdosiert kann es toxisch wirken.
- Vitamin E und Omega-3-Fettsäuren haben eine entzündungshemmende Wirkung und sollten daher immer mit in die Therapie einbezogen werden.

Auch **Bor** hat eine entzündungshemmende Wirkung. Bor ist noch wenig bekannt und findet sich besonders viel in Rosinen, Pflaumen, Nüssen und in Avocado. Das Halbmetall vermindert die Ausscheidung von Kalzium und scheint einen positiven Einfluss auf die Gehirnaktivität zu haben.

Q10 ist ein Coenzym, welches der Körper selber synthetisieren kann. Patienten unter Statintherapie (Cholesterinsenker), Sportler, Raucher und Menschen mit chronischen Entzündungen haben einen erhöhten Bedarf an Q10. Das Coenzym kennen die meisten nur aus Antifaltencremes. Es kann aber weit mehr, als nur Falten glätten. Q10 aktiviert das Immunsystem, stärkt die Skelettmuskulatur und auch den Herzmuskel. In den Muskelzellen befinden sich kleine Kraftwerke, die sogenannten Mitochondrien. In diesen Kraftwerken wird mit Hilfe von Sauerstoff und Enzymen, wie zum Beispiel Q10, Energie hergestellt. Fehlt dieses Coenzym, steht der Muskulatur nicht genügend Energie zur Verfügung. Gerade Patienten mit MS brauchen Q10 und Sauerstoff, um der Schwäche in den Armen und Beinen entgegenzuwirken.

Vitalpilze und Schüßler-Salze lassen sich ebenfalls gut mit einsetzen bei der Behandlung von Multipler Sklerose. Der Reishi zum Beispiel ist einer der Pilze, der eine entzündungshemmende Wirkung hat. Der ABM wird eingesetzt, um das Immunsystem zu regulieren und der Hericium hilft angegriffene Nerven und Myelinhüllen zu regenerieren.
Bei den **Schüßler-Salzen** würde ich folgende Salze einsetzen:
- Nr. 5 Kalium phosphoricum – das Salz der Nerven.
- Nr. 11 Silicea – Kieselerde stärkt das Gewebe.
- Nr. 1 Calcium fluoratum – macht Hartes weich! Verhärtetes Gewebe, wie es bei MS vorkommt, wird weicher gemacht.
- Nr. 7 Magnesium phosphoricum – beruhigt die Muskulatur und Nerven.
- Nr. 9, Natrium phosphoricum – Säureregulation.
- Nr. 21, Zincum chloratum – Ausleitung von Schwermetallen, Stärkung des Immunsystems.

Ebenfalls wichtig ist meiner Meinung nach, dass bei Patienten mit MS geguckt wird, ob sie einer **Schwermetallbelastung** ausgesetzt sind. Schwermetallbelastung kann aus beruflicher Exposition entstehen, durch Zahnbehandlungen, durch Impfungen et cetera. Eine Ausleitung und Entgiftung wäre in einem solchen

Fall anzuraten. Mit welchen Mitteln und in welcher Dosierung man dies macht, ist individuell unterschiedlich und kann pauschal kaum gesagt werden.

Eine **Ernährungsumstellung** ist ebenfalls unerlässlich. Industriezucker, Weizenmehlprodukte, Geschmacksverstärker und Milchprodukte sollten weggelassen werden. Übergewichtige sollten ihr Gewicht unbedingt normalisieren, um die Belastung für den Körper so gering wie möglich zu halten.

Damit Nährstoffe wieder optimal aufgenommen werden können, muss immer auch der Darm mitbedacht und mitbehandelt werden. Ein Ungleichgewicht der **Darmflora** kann zur Folge haben, dass bestimmte Bakterienstämme zu stark aufwuchern und so zu Toxinbildnern und Histaminbildnern werden. Dies würde die übrige Darmflora sowie den gesamten Organismus weiter schädigen.

Die Prostata

Die Prostata, auch Vorsteherdrüse genannt, ist bei vielen Männern ein Tabuthema. Kaum einer spricht darüber, wenn er Probleme mit der Prostata hat.

Nur stockend und stotternd laufender Urin, in der Blase verbleibender Urin (Restharn), häufiger Harndrang oder auch nächtlicher Harndrang können Zeichen einer **gestörten Prostatafunktion** sein beziehungsweise auf eine **vergrößerte Prostata** hinweisen. Dass der Urin bei vergrößerter Prostata nur stockend läuft, liegt daran, dass die Prostata im Beckenboden, unterhalb der Harnblase liegt und die von dort kommenden Harnröhre ringförmig umschließt. Nach hinten beziehungsweise rückseitig grenzt die Prostata an den Enddarm. Bei der digitalen Tastuntersuchung in der Vorsorge ist die Prostata daher vom Enddarm her auch gut tastbar.

Vergrößert sich die Prostata, drückt sie oben gegen die Harnblase und „quetscht" die Harnröhre, sodass diese eingeengt wird. Der Urin staut sich, läuft bei der Blasenentleerung nicht vollständig ab (Restharnbildung) und kann so zu gehäuften Blasenentzündungen führen. Die Blasenschleimhaut wird gereizt, der pH-Wert des Urins verändert sich, der verbleibende Urin ist konzentrierter, Keime können sich vermehren und Entzündung hervorrufen.

Aufgabe der Prostata ist es eigentlich, einen Teil der Samenflüssigkeit zu bilden. Circa dreißig Prozent der Samenflüssigkeit stammt aus der Prostata. Die Samenblasen und der Hoden steuern den Rest bei. Das Sekret der Prostata ist milchig trüb, dünnflüssig und enthält Nährstoffe wie zum Beispiel Natrium, Kalium, Kalzium, Zink sowie prostataspezifische saure Phosphatase (PAP), prostataspezifisches Antigen (PSA) und Leukozyten (Blutzellen). Der pH-Wert des Prostatasekrets liegt bei 6,4 und damit an der Grenze vom sauren zum alkalischen Bereich. Zum Vergleich: Cola hat einen pH-Wert von 2 bis 3, Bier von 5, Blut einen pH-Wert von 7,4. Würde der pH-Wert des Prostatasekrets sich verschieben, würde dies enormen Einfluss auf die Beweglichkeit der Spermien und somit auf die Fruchtbarkeit nehmen. Die oben erwähnten Samenblasen fügen dem Ejakulat ein eiweiß- und fruchtzuckerhaltiges Sekret bei und liegen oberhalb der Prostata. Die Ausführungsgänge der Samenblasen und die Samenleiter enden zusammen innerhalb der Prostata im sogenannten Spritzkanal (Ductus ejaculatoris). Diese ebenfalls paarig angelegten Spritzkanälchen enden in die Harnröhre hinein. Damit das Ejakulat nicht zurück in die Blase fließt, muss der innere Blasenschließmuskel einwandfrei funktionieren.

Bei der **retrograden Ejakulation** ist die Funktion eben dieses Schließmuskels gestört. Dies kann durch eine Prostatavergrößerung ausgelöst sein, aber auch durch Medikamente, eine Harnröhrenverengung (zum Beispiel durch Prostatavergrößerung oder angeboren), Multiple Sklerose oder andere Nervenschädigungen/Nervenerkrankungen. Die Störung kann überdies nach einer Operation im Unterleib einsetzen. Normalerweise ist die Vorsteherdrüse ungefähr kastaniengroß, circa zwanzig Gramm schwer und nur beim Mann vorkommend.

Verändert sich der Hormonhaushalt beim Mann, kann dies dazu führen, dass sich die Prostata vergrößert. Diese Vergrößerung ist in den meisten Fällen gutartig, gehört aber dennoch in jedem Fall abgeklärt.

Testosteron ist ein Hormon, welches sowohl beim Mann, als auch bei der Frau vorkommt. Gebildet wird es beim Mann in den Hoden und zu einem kleinen Teil auch in den Nebennieren. Testosteron wird vom Körper nicht nur zur Ausbildung der männlichen Geschlechtsorgane benötigt, sondern auch für die Ausbildung der Muskulatur, für Haut und Haare, den Bartwuchs, für die Libido, den Knochenstoffwechsel und die Knochendichte. Es steuert Stimmung, Wachstum und Kraft, dient der Spermienproduktion. Gebildet wird es unter Einfluss der Hormone LH und FSH aus **Cholesterin**. Cholesterin ist eine wichtige Substanz, die im Körper eine Vielzahl von Aufgaben erfüllt und oft zu unrecht kritisiert wird. Männer, die schon längere Zeit sogenannte Statine (Cholesterinsenker) einnehmen, sollten in jedem Fall ihren Testosteronspiegel gut im Auge halten. Denn wo nicht genügend Cholesterin ist, kann auch kein Testosteron gebildet werden, und welche Folgen ein **Testosteronmangel** haben kann, habe ich schon zuvor erläutert. Ob ein Testosteronmangel Einfluss nimmt auf Prostatakrebs, ist bislang nicht final geklärt. Falsche Ernährung, Übergewicht, Nikotin, Stress, Medikamente, Nährstoffmangel, Weichmacher, Schwermetallbelastung, Pestizide jedoch lassen Zellen nachweislich entarten. Diese Entartung macht auch vor der Prostata nicht Halt. Die Zellen vermehren sich (**Prostatahyperplasie**) und/oder vergrößern sich (**Prostatahypertrophie**). Diese Vermehrung und Vergrößerung hat zur Folge, dass **umliegendes**

Gewebe verdrängt wird. Die Prostata drückt gegen Harnblase, Harnröhre und Enddarm. Die Symptome sind: Urin läuft nicht mehr anständig ab, kommt nur noch tröpfchenweise heraus, ständiges Druckgefühl am Enddarm. Diese Zellvermehrung lässt sich auch über das Blut kontrollieren. Die Werte **PSA** und **PAP** steigen an, sobald vermehrt Aktivität in den Prostatazellen ist. Wenn man oben genannte Symptome verspürt, ist die Prostata schon derart vergrößert, dass sie Beschwerden macht. Das **prostataspezifische Antigen (PSA)** ist in gewissem Maße physiologisch in der Prostata vorhanden. Doch nur weil sich der Wert unterhalb der Normgrenze befindet, schließt dies eine erhöhte Zellaktivität nicht aus. Andersherum genauso: Nur weil die Werte zu noch sind, heißt das noch lange nicht, dass man Prostatakrebs hat. Alles was die Prostata reizt, kann den PSA-Wert erhöhen. Dazu zählt zum Beispiel Fahrrad fahren, Reiten, Geschlechtsverkehr, pressen während des Stuhlgangs. Wer also etwas dafür tun möchte, dass die Prostata nicht unkontrolliert wächst und Beschwerden macht, der findet hier vielleicht den ein oder anderen naturheilkundlichen Tipp. Die Therapie sollte dennoch immer in Absprache mit dem behandelnden Heilpraktiker oder Arzt stattfinden.

Schüßler-Salze:

- Nr. 1 Calcium fluoratum – Salz des Bindegewebes. Verleiht dem Gewebe Elastizität.
- Nr. 3 Ferrum phosphoricum – Salz des Immunsystems und der Entzündung. Einsetzbar bei Entzündungen im ersten Stadium und bei akuter Prostataentzündung.

- Nr. 4 Kalium chloratum – Salz der Schleimhäute und Zellen. Nimmt Einfluss auf Entzündungen, welche sich im zweiten Stadium befinden. Schützt die Schleimhäute und unterstützt die Regeneration.
- Nr. 5 Kalium phosphoricum – Salz der Nerven. Es kann immer dann eingesetzt werden, wenn Wunden nicht heilen wollen, bei Geschwüren, also Zellvermehrungen, und bei Fieber.
- Nr. 7 Magnesium phosphoricum – Salz der Muskeln und Nerven. Findet Einsatz bei schmerzhafter Vergrößerung der Prostata mit gereiztem umliegenden Gewebe und Organen.
- Nr. 10 Natrium sulfuricum – Salz der Ausscheidung, Entgiftung und des Stoffwechsels. Wirkt unterstützend, Wasseransammlungen im Körper zu regulieren, unterstützt auch die Ausscheidung, wirkt anregend auf den Stoffwechsel.
- Nr. 12 Calcium sulfuricum – Salz der Gelenke. Auch wenn es das Salz der Gelenke ist, kann es sehr gut bei Prostataentzündung eingesetzt werden. Es unterstützt das Immunsystem, wirkt ausleitend und findet dadurch seinen Einsatz bei chronischen Blasenentzündungen.

Heilpflanzen:
- Kürbissamen – stärken die Blasenfunktion, wirken entzündungshemmend und entwässernd. Kürbissamen enthalten Vitamin E, Selen, Mangan, Kupfer, Zink, Aminosäuren und Phytosterole.
- Sägepalme – wirkt positiv auf das Prostatawachstum ein, hat entzündungshemmende Wirkung.

- Brennnesselwurzel – unterstützt die Nieren und die ableitenden Harnwege. Wirkt entzündungshemmend, regt den Harnfluss an und unterstützt das Immunsystem.
- Birkenblätter – reinigen die Nieren und unterstützen die Ausscheidung und Wundheilung sowie den Stoffwechsel.
- Holunderblüten – haben eine immunstimulierende Wirkung, wirken antioxidativ, antiviral und antibakteriell. Stärken die Nieren.

Brennnesselwurzel, Birkenblätter und Holunderblüten lassen sich gut als Teemischung einsetzen. Einfach zu gleichen Teilen mischen oder in der Apotheke mischen lassen und täglich drei Tassen trinken.

Vitalpilze:

- Agaricus blazei murrill (ABM) – ist immunsystemregulierend. Der ABM ist dabei anpassungsfähig – ein schwaches Immunsystem wird durch den Vitalpilz angeregt, ein überschießendes Immunsystem runterreguliert. Er hat eine antioxidative Wirkung und unterstützt die Vermehrung von Fresszellen.
- Codyceps – unterstützt und reguliert das Hormonsystem.
- Coriolus versicolor – hat antivirale, antibakterielle und gegen Krebszellen eine zytotoxische Wirkung. Das Immunsystem wird unterstützt, Antikörperbildung und Zytokinproduktion werden gefördert.
- Maitake – Hat sich die Prostata kanzerös verändert und in umliegendes Gewebe und Knochen gestreut, kann der Maitake gut unterstützend eingesetzt werden. Gerade bei Knochenmetastasen hat sich der Vitalpilz bewährt.

- Pleurotus – hemmt die 5-alpha-Reduktase, hat antioxidative Wirkung.
- Reishi – hat eine antientzündliche Wirkung und hemmt die 5-alpha-Reduktase.

Phytotherapeutische Präparate mit antibiotischer Wirkung:

- **Kani-Plus** zum Beispiel enthält Kürbiskernmehl, Cranberry, Zink, Bio-Acerola und Traubenkernextrakt. Cranberry und Traubenkernextrakt helfen der Blasenschleimhaut, Bakterien abzuwehren. Zink sorgt für eine Immunsystemstärkung, Bio-Acerola beinhaltet viel Vitamin C und Kürbiskerne stärken die Blasenmuskulatur.

Angocin N enthält Meerrettichwurzel und Kapuzinerkresse. Diese Pflanzenbestandteile haben eine antibiotische Wirkung und hemmen das Bakterienwachstum, ohne eine Antibiotikaresistenz zu fördern oder andere Bakterienstämme der Darmflora zu schädigen.

Omega-3-Fettsäuren haben einen positiven Einfluss auf entzündliche Prozesse im Körper. Auch hier sollte ein eventueller Mangel ausgeglichen werden.

Auch die **Zitrone** lässt sich bei der Behandlung sehr gut integrieren. Sie ist reich an Vitamin C und Antioxidantien, hat eine antibakterielle Wirkung, stärkt das Immunsystem, regt den Stoffwechsel an und fördert die Ausleitung von Giftstoffen. Trinken Sie täglich etwas frisch gepressten Zitronensaft einer Biozitrone in heißem Wasser.

Vogelmiere hat eine schmerzhemmende Wirkung. Dazu entweder Vogelmieretee trinken oder als Tinktur einnehmen (Alsine media von der Firma DHU). Vogelmiere enthält Eisen, Magnesium, Kalium, Kupfer, Phosphor, Zink, Kalzium, Vitamin C, Kieselsäure. Für den **Tee** einfach zwei Teelöffel getrocknetes Kraut oder einen Teelöffel frische Vogelmiere mit zweihundertfünfzig Milliliter heißem Wasser übergießen und fünf Minuten ziehen lassen.

Mineralstoffe/Spurenelemente:

- **Selen** – Selen benötigt der Körper für die Bildung von aktiven Schilddrüsenhormonen, für ein intaktes Immunsystem, zur Bindung und Ausleitung von Schwermetallen, zur Förderung der Entgiftungsleistung. Selen schützt Zellen vor oxidativem Stress.
- **Jod** – Studien haben nachgewiesen, dass Jod nicht nur Bestandteil der Schilddrüsenhormone ist, sondern auch der Prostata. Jod hat regulativen Einfluss auf den Protein- und Kohlenhydratstoffwechsel sowie auf die Regulation der Kälte- und Wärmeempfindung. Es hat krebshemmende und antioxidative Wirkung.
- **Bor** – Auch Bor hat in diversen Studien eine krebshemmende Wirkung gezeigt, vor allem bei Prostatakrebs.
- **Magnesium** – Magnesium dient zur Aufrechterhaltung normaler Muskel- und Nervenfunktion und hat unterstützenden Einfluss auf die Zellteilung.

Vitamine:
- Vitamin D – hat eine antientzündliche Wirkung, reguliert die Aufnahme von Calcium aus dem Darm.
- Vitamin B6 – beteiligt an der Blutbildung, Entgiftung und an der Regulation des Immunsystems.
- Vitamin B12 – unterstützt das Immunsystem, die Blutbildung und die Entgiftung.

Natürlich spielt auch die **Ernährung** eine wichtige Rolle. Ernähren Sie sich vor allem **weizenmehlfrei und zuckerreduziert**. Auch Schweinefleisch sollte gemieden werden. Nehmen Sie ausreichend Ballaststoffe zu sich und pflegen Sie Ihre Darmflora. Der Fokus sollte nicht nur auf der Prostata und der Blase liegen, sondern vielmehr auf dem ganzen Körper – ganzheitlich eben.

Wichtig und unerlässlich ist in meinen Augen auch das regelmäßige Beckenbodentraining. Da die Prostata im **Beckenboden** liegt, sollte dieser ausreichend gestärkt und trainiert sein.

Pseudokrupp-Husten

Die meisten Eltern haben das mit ihren (Klein-)Kindern schon einmal durchgemacht. Bellender Husten, das Kind ist unruhig und bekommt schlecht Luft beim Einatmen. Statistisch gesehen sind Kinder, speziell Jungs zwischen zwölf Monaten bis circa fünf Jahren besonders anfällig für den Pseudokrupp. Der Pseudokrupp-Husten entsteht meist aus einem Virusinfekt heraus und tritt vorwiegend in den späten Abendstunden beziehungsweise in der Nacht auf. Infektanfällige Kinder sind besonders prädestiniert dafür, die meisten Infekte von Pseudokrupp begleiten zu lassen.

Während eines Pseudokrupp-Anfalls schwellen die Schleimhäute im Bereich des Rachens und des Kehlkopfes an, sodass sich die Atemwege verengen. Da die Atemwege bei Kindern enger sind als beim Erwachsenen, kommt es bei Kindern wesentlich schneller zur Atemnot und zum sogenannten inspiratorischen Stridor, also zum pfeifenden Atemgeräusch bei der Einatmung. Der Kehlkopf besteht aus mehreren Anteilen, wie dem Kehldeckel (Epiglottis), dem Schildknorpel, Ringknorpel und Stellknorpel sowie den dazugehörigen Muskeln. Der Kehldeckel verschließt während des Schluckaktes die Luftröhre und schützt sie so vor Speiseteilen oder Flüssigkeit, denn das hat in der Luftröhre (Trachea) nichts zu suchen. Die Schleimhaut des Rachens besteht aus Epithelgewebe und ist mit Flimmerhärchen ausgekleidet. Das schleimüberzogene Flimmerepithel hat eine Art Selbstreinigungsmechanismus, sodass Fremdkörper, Viren, Bakterien et cetera über den Schleim abgefangen und wieder aus den Atemwegen herausbefördert werden. Dieses Flimmerepithel befindet sich auch im Kehlkopf, im Kehldeckel, in der Luftröhre und den Bronchien. Berührt ein Fremdkörper das Flimmerepithel, löst dies einen Hustenreiz und/oder Räusperzwang aus; der Fremdkörper wird im Schleim gebunden und so abgehustet oder hinuntergeschluckt. Durch Infekte oder auch durch aktives/passives Rauchen werden die Flimmerhärchen in ihrer Funktion stark gestört oder gänzlich zerstört. Aus dieser Situation heraus wird der Körper kreativ. Husten entsteht, damit Fremdkörper und Mikroorganismen schnellstmöglich wieder abtransportiert werden. Da die Flimmerhärchen bei Rauchern nahezu zerstört sind, entwickeln sie den sogenannten Raucherhusten. So soll von Seiten des Körpers verhindert werden, dass Mikroorganismen und Fremdkörper Schaden anrichten können. Der Husten soll die Atemwege reinigen.

Ist die Schleimhaut entzündet, können die Härchen ihre Arbeit ebenfalls nicht mehr richtig erledigen. Durch die Entzündung wird vermehrt Schleim/Sekret gebildet. Die Flimmerhärchen verkleben und können sich nicht mehr bewegen. Zudem schwellen die Schleimhäute an und es werden vermehrt Prostaglandine, Histamin und Leukotriene ausgeschüttet. Wird in diesem Stadium der Husten mit Hustenblockern unterdrückt, bleibt der Schleim liegen, löst sich nicht und agiert als perfekte Brutstätte für Mikroorganismen, sodass sich auf einen viralen Infekt schnell ein bakterieller aufpfropfen kann.

Weil das Lumen, der Durchmesser, der kindlichen Atemwege viel kleiner ist als beim Erwachsenen, kann eine Entzündung im Kehlkopfbereich schneller zu Atemnot führen. Dass die

Schleimhäute gerade in der Nacht stark anschwellen, könnte mit der körpereigenen Cortisolausschüttung zusammenhängen. Die Cortisolausschüttung unterliegt einem zirkadianem Rhythmus und ist in der Nacht am niedrigsten. Cortisol ist ein körpereigenes Hormon und dient unter anderem der Entzündungshemmung und hat eine abschwellende Wirkung. In den frühen Morgenstunden wird am meisten Cortisol ausgeschüttet, während ab 20:00 Uhr circa siebzig Prozent weniger Cortisol ausgeschüttet wird als am Morgen. Dies würde erklären, warum es Kindern ab 18:00 bis 20:00 Uhr schlagartig schlechter geht als tagsüber.
Kinder, die zur Infektanfälligkeit neigen, sollten in jedem Fall eine Unterstützung des Immunsystems in Erwägung ziehen. Als Eltern sollten Sie darauf achten, dass Ihr Kind nicht zum Passivraucher wird, denn Kinder von Rauchern sind wesentlich anfälliger für Pseudokrupp als Kinder von Nichtrauchern. Ebenfalls sehr wichtig ist, dass Kinder in einer schimmelfreien Umgebung aufwachsen, denn Schimmelbefall im Haus oder in der Wohnung kann zu großen Problemen führen. Achten Sie auch auf ausreichend Luftfeuchtigkeit und eine gute Schlaftemperatur im Schlafzimmer des Kindes. Nutzen Sie gegebenenfalls einen Vernebler im Raum.
Hat Ihr Kind einen akuten Pseudokrupp-Anfall, versuchen Sie, Ruhe zu bewahren. Es verunsichert Ihr Kind nur zusätzlich, wenn Sie sehr aufgeregt und unruhig sind. Atmen Sie langsam, ruhig und gleichmäßig, gehen Sie mit Ihrem Kind an das geöffnete Fenster oder ins Badezimmer und lassen dort warmes/heißes Wasser laufen, damit sich die Luftfeuchtigkeit im Raum erhöht. Schulmedizinisch würde während eines akuten

Pseudokrupp-Anfalls ein Cortisonzäpfchen gegeben werden. Dies lässt die Schleimhäute abschwellen, sodass das Kind nach wenigen Minuten besser atmen kann und auch der Hustenreiz nachlässt. Wer naturheilkundlich an das Geschehen herantreten möchte, der sollte, wie bereits erwähnt, erst einmal die Ursache (Passivrauchen, Schimmel, Infektanfälligkeit ...) beseitigen.
Ist das Immunsystem geschwächt, kann man dieses mit LaVita-Saft, dem Präparat „Dr. Wolz Kinderimmun“, mucozink® oder auch mit Orthoflor® immun aufpäppeln. Lassen Sie sich von einem Heilpraktiker/einer Heilpraktikerin Ihres Vertrauens beraten. Wer gerne Tee einsetzen möchte, wird sicher schon einmal etwas von der Zistrose (Cistus) gehört haben oder auch die Wirkung von Holunder, Echinacea (Sonnenhut), Hagebutte kennen. Sie alle stärken das Immunsystem und wer Tee gerne mag, kann dem Körper so zudem noch zusätzlich Flüssigkeit zuführen. Denn eine ausreichende Flüssigkeitszufuhr ist sehr wichtig.
Kinder nehmen in den ersten Lebensjahren durch ihr noch untrainiertes Immunsystem jeden Infekt mit nach Hause, den sie in der Krabbelgruppe, der Spielgruppe, dem Kindergarten, bei der Tagesmutter oder beim Kinderturnen erhaschen können. Diese Infekte trainieren das kindliche Immunsystem, sodass es später wesentlich besser mit der Flut von Viren, Bakterien und Co. umgehen kann. Es hat dann genügend Abwehrkräfte gebildet. Diese Abwehrkräfte werden in den lymphatischen Organen wie zum Beispiel den Mandeln, den Lymphknoten, dem Thymus, der Milz, den Peyer-Plaques in der Darmschleimhaut gebildet. Hier werden die Lymphozyten gebildet, welche für die Abwehr von Erregern benötigt werden. Sind die Lymphknoten ange-

schwollen, arbeitet das Immunsystem auf Hochtouren und kontrolliert und reinigt die Lymphflüssigkeit.
Das Immunsystem und der Lymphfluss lässt sich aber auch mit **Schüßler-Salzen** unterstützen:

- Nr. 1 Calcium fluoratum
- Nr. 3 Ferrum phosphoricum
- Nr. 6 Kalium sulfuricum
- Nr. 7 Magnesium phosphoricum
- Nr. 11 Silicea
- Nr. 19 Cuprum arsenicosum
- Nr. 21 Zinkum chloratum
- Nr. 23 Natrium bicarbonicum

Diese Salze verbessern und unterstützen das Immunsystem sowie Stoffwechselvorgänge, regulieren und fördern die Selbstheilungskräfte des Körpers.

Ätherische Öle: Myrte, Lavendel, Bergamotte, Teebaum, Angelikawurzel, Zitrone – diese ätherischen Öle können zur Immunstärkung eingesetzt werden. Entweder als Ölmischung zum Einreiben oder für die Duftlampe haben sie antivirale, antibakterielle und Selbstheilungskräfte regulierende Wirkung.

Aber nicht nur Viren, Bakterien, Pilze und Konsorten haben negative Wirkung auf das Immunsystem. Auch Stress – ganz egal, ob physisch oder psychisch – hat einen schädlichen Einfluss und ist ein wahrer Nährstoffräuber. Nährstoffe, Vitamine und Spurenelemente sind lebenswichtig, um Körperfunktionen, Stoffwechselvorgänge, das Immunsystem aufrechterhalten zu können. Vitamin C, Zink, Vitamin D, Selen, Kupfer, Folsäure, Eisen – sie alle sind wichtig und müssen in besonders stressigen Zeiten oder nach langen Krankheitsphasen extra zugeführt werden.

Rinderleber, Hühnereigelb, Hülsenfrüchte wie Linsen, Erbsen und Bohnen, Pfifferlinge, Blutwurst und Haferflocken sind **Eisenlieferanten**. Acerolakirsche, Hagebutte, Sanddorn, schwarze Johannisbeere, Kiwi, Ananas liefern uns **Vitamin C**. Manchmal jedoch reicht die Zufuhr über die Ernährung nicht aus, dann sollte auf hochwertige und ausgewählte Vitaminpräparate zurückgegriffen werden. Hier sollte ein erfahrener Therapeut beratend zur Seite stehen und nicht eigenmächtig zugeführt werden.

Bei Kindern, die zu Husten neigen, kann man gut mit Zwiebelsäckchen oder Zwiebelsaft arbeiten. Dafür wird eine gehackte Zwiebel in ein Trockentuch oder Spucktuch gegeben, das Tuch mit einem Band zu einem Säckchen zusammengeknotet und anschließend noch mal mit einer Flasche oder dem Nudelholz auf das Säckchen geklopft, damit die ätherischen Öle der Zwiebel austreten können. Das Säckchen legt man dem Kind mit ins Bett. Entweder direkt auf die Brust oder einfach ans Kopfende des Bettes. So kann das Kind die Nacht über die ätherischen Dämpfe einatmen. Die **Zwiebel** hat eine antivirale, antibakterielle Wirkung, ist entzündungshemmend und schleimlösend, aber auch hustenreizlindernd. Für den Zwiebelsaft werden einfach Zucker und Zwiebeln gekocht, anschließend wird das Ganze etwas stehen gelassen und dann durch ein Sieb oder Kaffeefilter in ein Gefäß umgefüllt und eingenommen. Statt Zucker kann auch Honig genommen werden.

Inhalationen mit Kochsalz und Salbei wirken schleimlösend und erleichtern das Abhusten des Schleims. Wichtig ist, dass die Kinder nicht ab 18:00 Uhr noch inhalieren, denn sonst husten sie unter Umständen die ganze Nacht den Schleim ab.

Spitzwegerich, Efeu und Thymian wirken ebenfalls schleimlösend und sind auch in Saftform in der Apotheke oder im Reformhaus erhältlich.

Wenn Sie sehr unsicher sind, ob es Ihrem Kind während des Pseudokrupp-Hustens wirklich gut geht, wenn das Fieber sehr hoch ist und/oder das Kind apathisch ist, dann wenden Sie sich an die Kinderklinik, den Kinderarzt oder den Heilpraktiker / die Heilpraktikerin.

Schwindel, Taumel, Gangstörungen

Jeder, der schon einmal in einem Karussell war oder auf dem Kinderspielplatz in den Drehteilen gewesen ist, weiß, wie es ist, wenn einem schwindelig ist und man das Gleichgewicht verliert. Man kann mit dem Auge nicht richtig fixieren, die Beine machen, was sie wollen, und gehorchen einem nicht, Übelkeit, flauer Magen – alles sehr unangenehm. Es gibt Menschen, den geht es tagtäglich so und das ohne Karussell oder Spielplatz. Sie sind schwindelig, haben Gangstörungen, taumeln. als wären sie betrunken.

Schwindel, mit Fachbegriff Vertigo genannt, ist sehr unangenehm. Wer schon einmal unter Schwindel gelitten hat, der wird sofort mit dem Kopf nicken und das bestätigen. Schwindel kann verschiedene **Ursachen** haben:

- Dehydrierung (zu wenig getrunken, zu wenig Flüssigkeit im Körper),
- Erkrankung der Ohren / des Innenohres,
- Herzschwäche,
- Stress,
- Tumor am Hörnerv (Akustikusneurinom),
- Blockade oder Schäden der Wirbelsäule (im Speziellen der Halswirbelsäule),
- nach oder durch Schädelbasisbruch,
- Unterzuckerung,
- Überzuckerung,
- Histaminüberschuss,
- Medikamenteneinnahme,

- Alkohol-/Drogenkonsum,
- Sehstörungen,
- schlecht eingestellte Brille / neue Gleitsichtbrille,
- Blutarmut, Eisenmangel,
- Nährstoffmangel,
- akuter Infekt,
- niedriger Blutdruck,
- Angst, Panik, Hyperventilation,
- Verschluss der Carotis (Halsschlagader) – auch als Vorbote eines Schlaganfalls.

Die Liste der Ursachen für Schwindel ist lang und sicher noch um die eine oder andere Ursache erweiterbar. Ursachen wie zum Beispiel Dehydrierung oder Medikamenteneinnahme, Alkohol, Drogen, Über-/Unterzuckerung lassen sich vergleichsweise einfach und schnell beheben. Gegebenenfalls ist der Auslöser auch rasch gefunden. Liegt aber ein Tumor vor oder die Schädigung des Innenohres, der Nerven oder ein Verschluss der Halsschlagader, muss man unter Umständen mehr Geduld aufbringen.
Im Innenohr, innerhalb des Schläfenbeins, befindet sich die Gehörschnecke (Cochlea), welche der Schallwahrnehmung dient und aus Gängen besteht sowie dem Vestibularisorgan. Das Vestibularisorgan ist für den Gleichgewichtssinn verantwortlich und zuständig. In den Gängen von Gehörschnecke und Gleichgewichtsorgan befindet sich Flüssigkeit und Haarzellen. Bewegen wir uns, bewegen sich auch die Haarzellen in der Flüssigkeit und lösen so Nervenimpulse aus. Die Haarzellen in der Flüssigkeit kann man sich vorstellen wie Seeanemonen, die sich mit der

Wasserbewegung sanft mit hin und her bewegen. Sind die Haarzellen verklebt, können sie sich nicht mehr mitbewegen – Schwindel entsteht.
Im Gleichgewichtsorgan befinden sich neben den Haarzellen auch noch Statolithen/Otolithen, welche es ermöglichen, Schwerkraft und Beschleunigung wahrzunehmen. Diese kleinen Kristalle/Steinchen können sich lösen und extrem heftige Schwindelattacken auslösen. Meist entsteht dieser Schwindel durch plötzliche Lageveränderungen wie zum Beispiel das morgendliche Aufstehen und dauert in der Regel nur wenige Sekunden bis Minuten. Durch spezielle Lagerungsübungen lässt sich gut dagegen arbeiten. Übungsanleitungen bekommen Sie über Ihren Arzt oder Therapeuten oder im Internet.
Liegt eine **Blockade der Halswirbelsäule** vor, lässt sich gut über die Cranio-Sacrale Behandlungsmethode arbeiten. Diese Form der Therapie wurde 1874 von Andrew T. Still ins Leben gerufen. William G. Sutherland entwickelte die Therapieform um 1900 weiter. John E. Upledger machte die Cranio-Sacrale Therapie Ende der 1970er Jahre bekannt. Der Körper folgt, neben dem Herz- und Pulsschlag und der Atmung einem weiteren Rhythmus, der sogenannten primären Respiration (quasi das innere Atmen), welche unwillkürlich und seitensynchron erfolgt. Liegt eine Blockade vor, wird diese primäre Respiration unrhythmisch und unsymmetrisch und stört so die Kommunikation und Verbindung zwischen Knochen, Muskeln, Nerven und Organen. Es wird aber auch der Liquorfluss beeinträchtigt. Die Hirnflüssigkeit (Liquor) versorgt unser Nervensystem und das von Kopf (Cranium) bis zum Kreuzbein (Sacrum) – cranio bis

sacral. Durch gezielte Griffe und Berührungen kann der Therapeut diese Blockaden lösen um so die Kommunikation und Rhythmik wieder herzustellen.

Auch **Blockaden des Atlas** (erster Halswirbel) können Schwindel auslösen, da die Statik des Körpers beeinflusst wird. Der Atlas ist ein ringförmiger Wirbel und trägt den Kopf und ist somit für die Kopfposition mitverantwortlich. In den Atlas ragt der zweite Halswirbel, der Axis, mit eine Art Dorn hinein. Steht nun der Atlas schief, zieht dies weitere Wirbel mit sich. Der Körper versucht, diese Fehlstellung über die Muskulatur auszugleichen. Die Muskulatur verspannt, verkürzt und übt Druck auf umliegende Nerven und Gefäße aus. Dies hat unter Umständen zur Folge, dass Finger kribbelig und/oder taub werden. Aber auch die Versorgung des Gehirns kann gestört sein.

Korrigiert werden kann der Atlas über die **Atlastherapie** oder auch über die **Cranio-Sacrale Therapie**. Dies sollte aber nur durch einen erfahrenen Therapeuten geschehen.

Ein **Akustikusneurinom** ist ein meist gutartiger Tumor im Bereich des Hörnervs und Gleichgewichtssinns. Der Tumor wächst meist sehr langsam, sodass er in der Regel schon eine gewisse Größe aufweist, wenn es zu Beschwerden und Symptomen kommt. Das Akustikusneurinom wächst aus den Schwann-Zellen des achten Hirnnervs (Hör- und Gleichgewichtsnerv) heraus. Die Schwann-Zellen sind an der Bildung der Myelinscheiden der Nervenzellen beteiligt. Sie isolieren die Fortsätze der Nervenzellen, die sogenannten Axone. Sie leiten Nervenimpulse vom Zellkörper weg. Ein Akustikusneurinom lässt sich durch bildgebende Verfahren wie zum Beispiel das MRT (Mag-

netresonanztomographie) nachweisen. Bei Untersuchungen wie der BERA (Brainstem electric response audiometry – Hirnstammaudiometrie) werden mittels Elektroden elektrische Spannungen gemessen, welche vom Hörnerv ausgehen, sowie die Reaktionszeit des Hörnervs auf akustische Signale. Die Untersuchung ist absolut schmerzfrei, lediglich aufgrund der akustischen Signale etwas unangenehm. Bei der Messung des Gleichgewichtsorgans (Vestibularisprüfung) werden die Ohren abwechselnd mit warmem und kaltem Wasser (oder Luft) gespült. Durch das warme beziehungsweise kalte Wasser wird ein Reiz im Gleichgewichtsorgan ausgelöst, auf welchen das Gehirn reagiert. Aus diesem Reiz heraus entsteht meist Schwindel sowie ein sogenannter Nystagmus, der unkontrollierte, zuckende Augenbewegungen, bezeichnet.
Auch ein **Mangel an Nährstoffen** kann Schwindel auslösen. Magnesiummangel zum Beispiel. **Magnesium** wird im Körper für die Muskulatur (Skelett- und Herzmuskulatur) und das Nervensystem benötigt, zur Knochenbildung, für den Energiehaushalt und den Stoffwechsel. In stressigen Zeiten verbraucht der Körper wesentlich mehr Magnesium, als er aufzunehmen vermag, sodass ein Mangelzustand entstehen kann – vor allem, da Magnesium nicht vom Körper selbst gebildet wird. Er ist also auf die Zufuhr von außen – also über die Nahrung – angewiesen. Während Magnesium für die Entspannung der Muskulatur sorgt, bewirkt **Kalzium** die Anspannung der Muskulatur. Ist das Verhältnis von Anspannung und Entspannung nicht ausgewogen, kann dies Folgen für den Körper haben. **Eisen** ist für den Zellaufbau zuständig, nimmt Einfluss auf die Nervenzellen, hat

eine wichtige Rolle im Immun- und Hormonsystem. Ist der Eisenspeicher leer, können diverse Hormone wie zum Beispiel Serotonin, Melatonin, Dopamin, Cortisol nicht produziert werden. Da Eisen für den Sauerstofftransport wichtig ist, fühlen wir uns bei einem **Eisenmangel** müde, schwindelig, abgeschlagen und schlapp. Je weniger Eisen, desto geringer die Sauerstoffaufnahme. Wenig Sauerstoff = wenig Energie in der Zelle! Da die Versorgung der Zellen ebenfalls sehr schlecht ist, werden die Haare spröde und fallen aus, Nägel werden brüchig, die Mundwinkel reißen ein. Der tägliche Eisenbedarf liegt bei circa zehn bis zwanzig Milligramm. Unser Körper kann Eisen nicht selber herstellen und ist somit auf die Zufuhr von außen angewiesen. Liegt ein Eisenmangel vor, muss immer abgeklärt werden, was die Ursache dessen ist.

Auch Medikamente können Schwindel auslösen.

Blutdrucksenker (Betablocker, ACE-Hemmer ...) senken den Blutdruck ab, sodass Schwindel entstehen kann. Aber auch Beruhigungsmittel und Antidepressiva, Neuroleptikta, entwässernde Medikamente, harnsäuresenkende Medikamente, einige Antibiotika können Schwindel verursachen. Wer Medikamente einnimmt und unter Schwindel leidet, sollte einmal überprüfen lassen, ob diese nicht ursächlich sein könnten. Einige Medikamente können das Innenohr schädigen und so einen Ausfall des Gleichgewichtsorgans verursachen. Dies sollte in jedem Fall bei der Behandlung abgeklärt werden, auf dass jene Ursache vorab ausgeschlossen wird.

Auch während eines **Migräne**anfalls kann Schwindel mit auftreten oder die Migräne ankündigen. In diesem Fall tritt der Schwindel meist nur kurzfristig und kurzweilig auf.
Je nachdem, was wir essen, wie kohlenhydrat-/zuckerreich unsere Ernährung ist, sinkt unser Blutzuckerspiegel schnell und rapide ab. Wir werden schlapp, müde, schwindelig und hungrig. Nehmen wir regelmäßig zu große Mengen an Zucker und Kohlenhydraten auf, kann dies eine Insulinresistenz hervorrufen. Glukose ist unser Energielieferant und lässt den Blutzuckerspiegel ansteigen. Der Anstieg des Blutzuckers lässt die Bauchspeicheldrüse Insulin produzieren, welches dann die Glukose in die Zellen transportiert und sie dort in Energie umwandelt. Indem Zucker in Energie gewandelt wird, sinkt der Blutzuckerspiegel wieder ab. Nehmen wir regelmäßig zu viel Glukose auf, verlieren die Zellen die Fähigkeit, auf das Insulin zu reagieren. Die Insulinresistenz entsteht, der Grundstein für Diabetes ist gelegt. Der Blutzucker bleibt dauerhaft hoch und kann so unter anderem Schwindel auslösen. Aber nicht nur Schwindel ist ein Symptom der Insulinresistenz beziehungsweise des Prädiabetes, sondern auch Bluthochdruck, Gefäßschäden, Sehnervschäden, Sehstörungen ... Sinkt der Blutzucker stark ab, hat dies negativen Einfluss auf den Körper, das Hormonsystem und die Zelle. Der Körper hat sein eigenes Schutzsystem vor der Unterzuckerung und schüttet bei drohender Unterzuckerung Cortisol (Stresshormon) aus. Cortisol nimmt unter anderem Einfluss auf die Schilddrüse. Es kann zur Störung der Umwandlung von T4 in T3 führen und auch auf andere Hormone wie zum Beispiel das Progesteron schädlich einwirken. Durch die Umwandlungs-

störung von T4 in T3 kann sich der Stoffwechsel verlangsamen. Man wird müde, schlapp, schwindelig, kraft- und energielos. Die Mitochondrien, unsere körpereigenen kleinen Kraftwerke, können nicht mehr richtig arbeiten. Die Verdauung verlangsamt sich, der Kohlenhydratstoffwechsel wird gestört, auch depressive Phasen können auftreten. Jedem dürfte klar sein, dass man diese aufgeführten Symptome nicht einfach nur mit Medikamenten behandeln oder – besser gesagt – unterdrücken sollte, sondern hier die Ernährungsumstellung an erster Stelle stehen muss. Schwindel, der aus dieser Grunderkrankung entsteht, reagiert eher selten auf klassische Präparate, welche bei Schwindel eingesetzt werden. „Leere" Kohlenhydrate und Zucker sind zu meiden, die Ernährung hat vollwertig und ausgewogen zu sein. Fleisch, Fisch, Obst und Gemüse sollten auf dem Speiseplan stehen. Auch Alkohol gilt es zu entsagen.

Eine ausführliche Anamnese sollte jeder Behandlung vorweg gehen. Denn nur so lässt sich die Ursache klären. Die aufgeführten Behandlungstipps ersetzen in keiner Weise die Ursachenforschung und Anamnese!

Homöopathische Mittel gegen Schwindel:

- Nux vomica (Stress)
- Rhus toxicodendron (Bewegungsapparat)
- Gelsemium (Entspannungsmittel)
- Cocculus (Nervensystem)

Pflanzliche Mittel gegen Schwindel:
- Weißdorn – kräftigt Herz und Kreislauf.
- Ringelblume – entspannt.
- Lavendel – entspannt.
- Mistel – bei erhöhtem Blutdruck und Kreislaufstörungen.
- Ginkgo – durchblutungsfördernd.
- Johanniskraut – stärkt Nerven, entspannt und entkrampft.
- Rosmarin – durchblutungsfördernd.
- Minze – durchblutungsfördernd und krampflösend.

Schüßler-Salze:
- Nr. 3 Ferrum phosphoricum – verbessert die Sauerstoffanbindung und wirkt durchblutungsfördernd.
- Nr. 5 Kalium phosphoricum – bei Überanstrengung und Erschöpfung.
- Nr. 6 Kalium sulfuricum – verbessert die Sauerstoffanbindung in der Zelle.
- Nr. 7 Magnesium phosphoricum – bei Anspannung und Stress.
- Nr. 10 Natrium sulfuricum – regt Stoffwechsel an, entschlackt, entgiftet.
- Nr. 15 Kalium jodatum – bei Schilddrüsenstörungen, Anspannung und Stress.
- Nr. 17 Manganum sulfuricum – regt Blutbildung an, bei Erschöpfung, Überarbeitung.
- Nr. 21 Zinkum chloratum – unterstützt das Nervensystem und Immunsystem.

Vitalpilze:
- Auricularia – verbessert die Durchblutung und Gefäßspannung.
- Cordyceps – bei Stress und psychischer Anspannung.
- Reishi – verbessert die Durchblutung und die Sauerstoffanbindung.
- Shiitake – wirkt entgiftend und zellregenerierend.
- Maitake – hat regulierende Wirkung auf den Blutdruck.

Unser Körper benötigt täglich circa zwei bis zweieinhalb Liter Flüssigkeit. Trinken wir nicht ausreichend, kann nicht mehr genügend Sauerstoff zum Gehirn transportiert werden. Organe wie zum Beispiel das Gleichgewichtsorgan, welches von Flüssigkeit umgeben ist, vermögen nicht mehr richtig zu arbeiten. So kann Schwindel entstehen. Nicht nur eine unzureichende Trinkmenge schadet, auch lang anhaltender Durchfall oder starkes Schwitzen reduziert die Flüssigkeitsmenge im Körper. Wer sich und seinem Körper etwas Gutes tun möchte, trinkt viel Wasser. Auch Ingwertee (ein paar Scheiben frischen Ingwer mit heißem Wasser übergießen und ziehen lassen) hat positiven Einfluss auf den Körper und wirkt gegen Schwindelzustände. Ingwer kann auch Übelkeit lindern.

Durch **Yogaübungen** können Anspannung, Verspannungen und Blockaden gelöst werden. Dies kann sich positiv auf bestehenden Schwindel auswirken.

Schwindel kann sehr belastend für die Betroffenen sein. Da man Schwindel äußerlich an keinem Merkmal ausmachen kann, werden Schwindelpatienten oft nicht für voll genommen. Sie werden gerne als Simulanten dargestellt. Da der Gang meist schwankend und instabil ist, werden sie hinter vorgehaltener Hand auch oft als Alkoholiker betitelt. Das belastet die Psyche natürlich sehr und kann den Schwindel verstärken.

Von Kohlenhydraten und Mitochondrien

Natürlich wissen Sie, dass der Blutzucker ansteigt, wenn Sie Kohlenhydrate und Zucker zu sich nehmen. Aber wissen Sie auch, welche weitreichenden Folgen das für den gesamten Körper haben kann, wenn wir hemmungslos mit Kohlenhydraten umgehen? Ich möchte es Ihnen erklären.

Zucker und Kohlenhydrate nehmen wir täglich über die Nahrung auf. Kohlenhydrate werden zu Glukose aufgespalten. Die Glukose ist unser Energielieferant und lässt den Blutzuckerspiegel ansteigen. Dieser Anstieg des Blutzuckerspiegels ruft nun das Insulin auf den Plan. Insulin agiert wie ein Taxi für die Glukose und transportiert sie in die Zellen, wo sie dann in Energie umgewandelt wird. Der Blutzuckerspiegel sinkt so wieder ab. Je nachdem, was wir essen, wie kohlenhydrat-/zuckerreich unsere Ernährung ist, sinkt der Blutzuckerspiegel schnell und rapide ab. Wir werden schlapp, müde und hungrig. Nehmen wir regelmäßig zu große Mengen an Zucker und Kohlenhydraten auf, kann dies eine Insulinresistenz hervorrufen. Die Bauchspeicheldrüse arbeitet auf Hochtouren und schüttet Insulin aus. Die Zellen aber zeigen sich zunehmend resistent gegenüber dem Insulin. Es hat keine ausreichende Wirkung mehr, der Blutzuckerspiegel bleibt dauerhaft erhöht. Die Insulinresistenz, auch als Prädiabetes bezeichnet, fördert Übergewicht und die Entstehung von Diabetes mellitus II. Diabetes mellitus zieht in der Regel weitere Erkrankungen nach sich, wie zum Beispiel Bluthochdruck, erhöhte Harnsäurewerte (Gicht), Triglyceriderhöhung, Mangel an Nährstoffen. Aber auch das zu starke Absinken des Blutzuckers hat negativen Einfluss auf den Körper. Der absinkende Blutzuckerspiegel feuert die Nebennieren an, Cortisol (Stresshormon) auszuschütten, weil er den Körper vor der Unterzuckerung retten möchte. Der erhöhte Cortisolspiegel hat nun auch wieder weitere Folgen für den Körper. Unter anderem nimmt Cortisol Einfluss auf die Schilddrüse und auch auf die Botenstoffe im Köper (die Hormone). Ein erhöhter Cortisolspiegel geht zu Lasten des Progesterons und stört den Umwandlungsprozess der Schilddrüsenhormone T4 und T3. Wird Thyroxin (T4) nicht in ausreichendem Maße zu Triiodthyronin (T3) transformiert, kann der so entstehende Mangel an T3 den Stoffwechsel verlangsamen. Dies macht müde, schlapp und energielos, weil die Mitochondrien, unsere körpereigenen kleinen Kraftwerke, nicht mehr imstande sind, voll zu arbeiten. Die Verdauung verlangsamt, der Kohlenhydratstoffwechsel wird gestört, auch depressive Phasen können auftreten. Der gestörte Kohlenhydratstoffwechsel wirkt sich seinerseits negativ auf die Triglyceridwerte aus. Es kann dadurch möglicherweise zu Wassereinlagerungen, weiteren Störungen der Bauchspeicheldrüse et cetera kommen. Die erwähnte Störung der Mitochondrien wiederum vermag zum Beispiel Schmerzen in den Muskeln hervorrufen, da die Glukose in den Zellen zu Milchsäure umgewandelt wird und diese dann länger in den Muskeln verbleibt als normal. Eine gestörte Mitochondrienfunktion kann zudem zu Fibromyalgie, chronischer Erschöpfung, Diabetes mellitus, Krebs, Nahrungsmittelunverträglichkeiten und anderem führen. Es fängt also mit einer übermäßigen Zufuhr von Kohlenhydraten und Zucker an und endet im absoluten Stoffwechsel- und Hormonchaos. Man kann hier recht gut

erkennen, wie wichtig ganzheitliches Denken und Therapieren ist. Symptome mit Medikamenten zu unterdrücken, kann alles noch schlimmer machen. Wenn ich also, statt meine Ernährung umzustellen, lieber Medikamente einnehme, die den Blutzucker regulieren sollen, komme ich unter Umständen vom Regen in die Traufe. Medikamente wie zum Beispiel Metformin hemmen die Aufnahme von Vitamin B12. Vitamin B12 aber wird zum Aufbau und Erhalt der Myelinscheide, der Schutzhülle der Nerven, zwingend benötigt. Aber auch für die körpereigene Entgiftungsfunktion, zur Blutbildung, zur Zellteilung und um Folsäure in die Zelle aufnehmen zu können, wird Vitamin B12 benötigt. Es wandelt Methionin in Homocystein um. Steigt das Homocystein an, kann dies zu Schäden an den Blutgefäßen, zu Bluthochdruck, Arteriosklerose, erhöhtem Thromboserisiko und Depressionen führen. Um das Homocystein effektiv zu senken, braucht der Körper neben dem Vitamin B12 auch noch Vitamin B6 und Folsäure. Und wer vorher aufmerksam gelesen hat, der weiß nun, dass Folsäure nur dann in die Zelle gebracht werden kann, wenn B12 da ist.
Aber kommen wir doch noch mal wieder zurück zur Ernährung und den Kohlenhydraten. Neben der Blutzuckererhöhung und allem, was da noch weiter dranhängt, führt die Aufnahme von Kohlenhydraten aus glutenhaltigen Lebensmitteln wie Brot, Brötchen, Nudeln et cetera zu Darmproblemen. Viele Menschen vertragen glutenhaltigen Lebensmittel nicht, ignorieren die Zeichen dafür aber beharrlich. Glutenunverträglichkeiten können sich vielfältig zeigen – angefangen von Durchfällen, Bauchschmerzen, chronischer Müdigkeit und Schlafstörungen bis zu

Migräne, Fibromyalgie und depressiven Phasen. Unser Dünndarm ist mit sogenannten Mikrovilli ausgekleidet. Diese Mikrovilli dienen der Oberflächenvergrößerung, zur Nährstoffaufnahme. Werden Mikrovilli durch übermäßige Glutenaufnahme und die daraus resultierenden Entzündungen geschädigt, können Nährstoffe nicht mehr aufgenommen werden. Nährstoffe, Spurenelemente und Vitamine sind extrem wichtig, um bestimmte Körper- und Stoffwechselvorgänge wie zum Beispiel die Blutbildung aufrechtzuerhalten. Durch die so entstandenen Defekte in der Darmflora gelangen Stoffe, die normalerweise ausgeschieden würden, wieder in den Körperkreislauf zurück. Hier stellen sie für Leber und Nieren eine Belastung dar und blockieren den Stoffwechsel. Eine nicht intakte Darmflora verursacht aber auch Gärung, Fäulnis und eine vermehrte Histaminbildung, was wiederum Gase produziert – Blähungen. Aber nicht nur Bakterien können überhand nehmen und Schaden anrichten. Auch Pilze haben diese unangenehme Eigenschaft. Sie können überwuchern und andere, natürliche Bakterien so eliminieren. Der Candida albicans, ein Hefepilz, ist zum Beispiel ein solcher. Er kann dann aktiv werden, wenn Antibiotika oder Cortison (auch in inhalativer Form) eingenommen werden. Candida verursacht Symptome wie Blähungen, Heißhungerattacken, Gelenkschmerzen, wiederholte Pilzinfektionen (zum Beispiel im Scheidenbereich), Lebererkrankungen, Hautveränderungen, Migräne ... Der Hefepilz baut Kohlenhydrate aus der Nahrung zu Fuselalkoholen ab. Die dauerhafte Belastung durch die Fuselalkohole schädigt die Leber und auch wieder den Darm. Die Aufgabe der Leber ist es, Nährstoffe aufzunehmen, Toxine und

Abfallprodukte abzubauen. Zucker, Fett und Aminosäuren werden in ihr gespeichert, umgewandelt und bei Bedarf abgegeben. Wird die Funktion der Leber durch Zellschädigung gestört, vermag sie ihren zahlreichen Aufgaben nicht mehr in vollem Umfang nachzukommen. Zudem kann das Blut aus der Pfortader nicht mehr in vollem Maße aufgenommen werden. Das Pfortaderblut staut sich zurück, der Druck in der Pfortader erhöht sich. Die nächsten Probleme stehen schon in den Startlöchern: Bluthochdruck, Hämorrhoiden, Venenerweiterung im Bereich des Magens, des Darms und der Speiseröhre, Nährstoffmangel, Störungen der Blutgerinnung, Hormonstörungen ... Am sinnvollsten ist es also, von vornherein immer auch ein Auge auf die Ernährung zu richten. Sich gesund zu ernähren und ausreichend zu trinken, ist das A und O, um den Körper und seine Funktionen im Lot zu halten. Vermeiden Sie schwankende Blutzuckerspiegel, versuchen Sie so wenige Weizenmehlprodukte wie möglich zu sich zu nehmen. Trinken Sie viel Wasser oder Tee. Gönnen Sie Ihrem Darm ab und zu eine Kur beziehungsweise lassen Sie sich beraten, wie Sie Ihren Darm wieder aufhübschen können, damit Nährstoffe wieder optimal aufgenommen werden und nicht wie durch ein löchriges Sieb durchrutschen und verloren gehen. Wenn Sie schon unter erhöhtem Blutzucker, erhöhtem Blutdruck, Fibromyalgie, erhöhten Triglyceridwerten oder Ähnlichem leiden, dann lassen Sie sich von einem Heilpraktiker / einer Heilpraktikerin Ihres Vertrauens beraten, was Sie naturheilkundlich machen können, um die Werte zu verbessern. Kein Mensch muss verhungern, nur weil er sich kohlenhydratreduziert ernährt. Es gibt viele gute und satt machende Alternativen. Sie tun es für sich und für Ihre Gesundheit.

Wusstest du, dass ...

... Zink ein unverzichtbares Spurenelement ist, welches für viele Stoffwechselvorgänge wichtig ist? Allergien, Infektanfälligkeit, Müdigkeit, schlecht heilende Wunden, trockenes und kraftloses Haar können Anzeichen eines Zinkmangels sein. Erhöhte Aggressivität und Reizbarkeit kann ebenfalls auf Zinkmangel hinweisen. Zink wird zum Abbau von Kohlenhydraten, Fetten und Eiweißen benötigt und nimmt Einfluss auf die Schilddrüsenhormone und auf den Stoffwechsel der Neurotransmitter Dopamin und Noradrenalin.

... Lidzuckungen, Muskelzuckungen, Wadenkrämpfe nicht unbedingt ein Zeichen von Magnesiummangel sein müssen? Auch bei Vitamin-D-Mangel treten diese Symptome auf. Wer unter diesen Beschwerden leidet, sollte aber nicht einfach eigenmächtig Vitamin D einnehmen. Es ist ratsam, dass immer erst der Wert bestimmt und dann die Dosierung entsprechend angepasst wird.

... ein „Globusgefühl“ – also das Gefühl, als würde ein Kloß oder ein Fremdkörper im Hals sitzen – mehrere Ursachen haben kann? Möglicherweise ist die Schilddrüse schuld, es könnte aber auch sein, dass durch eine Blockade beziehungsweise starke Verspannungen im Wirbelsäulenbereich diese Empfindung ausgelöst wird. Verändert man die Position oder legt sich anders hin, wird das Gefühl besser oder verschwindet sogar ganz. Wer also öfter mal das Gefühl hat, als hätte er einen Flummi verschluckt und dieser sitzt in der Speiseröhre fest, der sollte auch mal seinen Rücken checken lassen. Schröpfen, Dorn-Therapie, Cranio-Sacrale Therapie könnten hier die Mittel der Wahl sein.

... Magensäure auch nützlich ist?! Mit Hilfe der Magensäure wird die aufgenommene Nahrung vorverdaut, was Erreger abtötet. Hemmen wir die Magensäure, rutscht das Essen nahezu unverdaut in den Darm. Bakterien können sich übermäßig vermehren, Gase bilden sich, der Bauch bläht sich auf, die Darmschleimhaut wird gereizt und die Darmflora zerstört. Nährstoffe werden nicht mehr aufgenommen, wir werden immer schlapper, bekommen zunehmend Probleme mit jeder Mahlzeit, die Infektanfälligkeit steigt und und und.

... erhöhte Leberwerte auch durch eine gestörte Barrierefunktion der Darmschleimhaut ausgelöst sein können? Ist die Barrierefunktion der Darmschleimhaut gestört, gelangen Toxine, die eigentlich ausgeschieden werden sollen, zurück in den Kreislauf und stören so die Leberfunktion und den Stoffwechsel. Erhöhte Leberwerte werden leider oft abgewunken und verharmlost. Doch es hat sicher einen Grund, warum die Werte erhöht sind, und dem gilt es in jedem Fall zu finden! Leberwerte können auch aufgrund von Viruserkrankungen wie Epstein-Barr erhöht sein oder wegen Schädigungen an Lunge, Herzmuskulatur, Skelettmuskulatur, Bauchspeicheldrüse, Gehirn. Medikamente wie Paracetamol, Antiepileptika, Antibiotika, Rheumamittel, Mittel gegen Bluthochdruck, Hormone (etwa durch die Pille) vermögen die Leberwerte zu verändern. Es lohnt sich also, auch mal ein Blick rechts und links der Leber.

... die Langzeiteinnahme von Cortison die natürliche Cortisolausschüttung unterdrückt und so die Nebennieren in die Knie zwingt? Und nicht nur das, auch die Aufnahme von Vitamin C und D, Magnesium, Selen, Kalium und Kalzium wird gehemmt. Dabei ist es ganz gleich, ob Cortison eingenommen, geschmiert oder inhaliert wird. Sinnvoller wäre es, der Ursache der Entzündung, des Ekzems oder anderen Krankheitszeichen auf den Grund zu gehen, um dann der Ursache zu Leibe zu rücken, statt nur das Symptom zu unterdrücken. Ernährung mal überdenken, Nährstoffstatus kontrollieren, Darm regenerieren ...

... Schmerzmedikamente zwar den Schmerz blockieren, aber auch einen Glutathionmangel verursachen? Glutathion kommt besonders viel in der Leber vor, es ist ein Antioxidans, welches den Körper vor freien Radikalen schützt. Schmerzmedikamente können auch den Darm empfindlich stören und die Speicher für Vitamin C, den B-Vitaminen, Folsäure und Eisen leeren. Diese Störungen führen langfristig zu (mehr) Schmerzen und zur Stagnation des Stoffwechsels.

... Koffein dick machen kann? Koffein ruft die Ausschüttung von Adrenalin hervor, was wiederum den Blutzuckerspiegel ansteigen lässt. Dem Körper soll so mehr Energie zur Verfügung gestellt werden. Die Bauchspeicheldrüse produziert Insulin, um den Blutzuckerspiegel wieder zu senken. Die überschüssige und nicht mehr benötigte Glukose wird jedoch in Fett umgebaut und gespeichert. Eine dauerhaft vermehrte Ausschüttung von Adrenalin und Cortisol kann sich also auf der Waage bemerkbar machen.

... unser Körper ein ziemlich gut ausgeklügeltes Entgiftungssystem hat? Täglich nehmen wir vieles auf, was der Körper verstoffwechseln muss. Dabei fallen Stoffwechselendprodukte an, die der Körper zu beseitigen hat. Doch was ist, wenn er dazu nicht in der Lage ist? Chronische Krankheiten wie zum Beispiel Diabetes, Bluthochdruck, Allergien können so entstehen. Im Laufe eines Lebens sammelt sich vieles im Körper an und lässt den Stoffwechsel verlangsamen oder gar stagnieren. Täglich nehmen wir über die Nahrung, über die Haut (Deo, Cremes, Make-up, Kleidung, Waschmittel ...) und über die Atemwege Giftstoffe auf. Diese Giftstoffe werden im Darm, über die Nieren, die Leber, die Lunge, die Haut und das Lymphsystem abgebaut. Damit der Körper das schaffen kann, muss er funktionieren. Wir essen zu viel und zu fett, bewegen uns zu wenig, haben viel Stress und Hektik, nehmen Medikamente. Dadurch übersäuert das Gewebe, Nährstoffe kommen nicht mehr an, die Sauerstoffaufnahme und -verteilung ist gestört. Der Körper beginnt, Toxindepots anzulegen, und genau das lässt den Stoffwechsel verlangsamen. Infolgedessen entstehen Krankheiten wie Bluthochdruck, Diabetes, Allergien; die Leberwerte steigen an, das Gewicht geht höher und höher, Magenschmerzen, Sodbrennen ... Mit diesen Symptomen gehen die meisten dann zu ihrem Hausarzt und kommen mit einem Rezept über Betablocker,

Cholesterinsenker, Magensäureblockern, blutzuckersenkenden Medikamenten und cortisonhaltigen Tabletten und Cremes wieder raus. Aber haben wir damit die Ursache beseitigt oder vielleicht doch nur die Symptome, die aus der Ursache erwachsen sind?! Natürlich wurde die Ursache NICHT beseitigt, ganz im Gegenteil! Signale, die der Körper setzt, um auf seine aktuelle Situation aufmerksam zu machen, werden unterdrückt. Wer die Ursache nicht beseitigt, dem werden die Medikamente mehr schaden als nutzen. Unser Körper sendet uns eindeutige Signale, wir jedoch überhören jene nur allzu oft oder unterdrücken sie.

... Statine (Cholesterinsenker) Einfluss auf das Hormonsystem nehmen? Wird nicht genügend Cholesterin gebildet, kann auch nicht ausreichend Progesteron, Cortisol et cetera gebildet werden. Der Hormonsyntheseweg sieht vor, dass unsere Hormone aus Cholesterin gebildet werden und wenn wir da einen Lipidsenker einsetzen, ist das Unheil vorprogrammiert.

… Nieren und Nebennieren völlig unterschiedliche Organe sind?! Wenn ich in der Praxis etwas zu den Nebennieren erkläre, erhalte ich oft von den Patienten die Antwort: „Meine Nieren sind völlig in Ordnung, die Blutwerte waren immer super.“ Nieren und Nebennieren sind allerdings zwei völlig unabhängige Organe mit ganz unterschiedlichen Aufgaben. Die Aufgabe der Nieren besteht darin, giftige Stoffe und Stoffwechselendprodukte auszuscheiden, den Wasserhaushalt und die Elektrolytverteilung zu regulieren, den Säuren-Basen-Haushalt aufrechtzuhalten, Erythropoetin und Renin zu bilden. Die Nebennieren sitzen wie ein Häubchen direkt auf den Nieren auf und bestehen aus der Nebennierenrinde und dem Nebennierenmark. Aufgabe der Nebennierenrinde ist die Herstellung von Steroidhormonen, wie zum Beispiel Cortisol, Aldosteron, Progesteron, Östradiol, Östriol, Testosteron, DHEA sowie die Regulation des Wasser- und Mineralstoffhaushalts. Die Aufgabe des Nebennierenmarks hingegen besteht darin, Adrenalin und Noradrenalin herzustellen. Die Aufgabenbereiche der beiden Organe sind also völlig unterschiedlich. Verschiedene Erkrankungen können die Produktion und Ausschüttung der Hormone stören und so diverse Symptome und Erkrankungen nach sich ziehen.

Beckenbodenübungen für zu Hause

Sitzende Übungen:

1.) Stuhl oder Hocker – mit den Sitzbeinen auf die Kante setzen (sodass ein sicherer Halt gewährleistet ist), beide Beine auf dem Boden (auf gleichmäßige Belastung der Füße achten), aufrechter Sitz. Beckenboden anspannen, Oberkörper leicht nach hinten lehnen (nicht anlehnen). Spannung im Beckenboden halten, Atmen nicht vergessen, Schultern und Kiefer locker lassen. Langsam bis fünf zählen, wieder nach vorne kommen mit dem Oberkörper, erst jetzt Beckenboden lösen, durchatmen. Übung fünfmal wiederholen.

2.) Stuhl oder Hocker, kleine Wasserflasche – mit den Sitzbeinen auf die Kante setzen (sodass ein sicherer Halt gewährleistet ist), Flasche in die Hände nehmen, beide Beine auf dem Boden (auf gleichmäßige Belastung der Füße achten), aufrechter Sitz. Beckenboden anspannen, Oberkörper leicht nach hinten lehnen (nicht anlehnen), Arme seitlich hochnehmen. Langsam bis fünf zählen, wieder nach vorne kommen mit dem Oberkörper, Arme runternehmen, erst jetzt Beckenboden lösen, durchatmen. Übung fünfmal wiederholen.

3.) Stuhl oder Hocker, kleine Wasserflasche – mit den Sitzbeinen auf die Kante setzen (sodass ein sicherer Halt gewährleistet ist), Flasche in die Hände nehmen, beide Beine auf dem Boden (auf gleichmäßige Belastung der Füße achten), aufrechter Sitz. Beckenboden anspannen, Oberkörper leicht nach hinten lehnen (nicht anlehnen), rechtes Bein leicht vom Boden abheben, Arme (mit den Flaschen) seitlich hochnehmen. Langsam bis fünf zählen, wieder nach vorne kommen mit dem Oberkörper, Arme runternehmen, erst jetzt Beckenboden lösen, durchatmen. Übung fünfmal wiederholen, dann Bein wechseln.

4.) Ballon, Stuhl oder Hocker – mit den Sitzbeinen auf die Kante setzen (sodass ein sicherer Halt gewährleistet ist), beide Beine auf dem Boden (auf gleichmäßige Belastung der Füße achten), aufrechter Sitz. Beckenboden anspannen, Bauch anspannen und feste in den Ballon pusten. Spannung halten, langsam bis fünf zählen, flach weiteratmen, Schultern und Kiefer locker. Ausatmen und Beckenboden lösen, Luft aus dem Ballon lassen. Fünfmal wiederholen.

Stehende Übungen:

1.) Füße hüftbreit auseinander (sodass nur eine kleine Lücke zwischen den Füßen ist), beide Beine gleichmäßig belasten, aufrecht und mit geradem Rücken stehen. Durchatmen, Beckenboden bewusst locker lassen, Anspannung rausnehmen, so gut es geht. Einatmend den Beckenboden anspannen und auf die Zehenspitzen gehen. Langsam bis fünf zählen, ausatmend wieder auf den ganzen Fuß runterkommen, Beckenboden lösen. Zehnmal wiederholen.

2.) Füße hüftbreit auseinander (sodass nur eine kleine Lücke zwischen den Füßen ist), beide Beine gleichmäßig belasten, aufrecht und mit geradem Rücken stehen. Durchatmen, Beckenboden bewusst locker lassen, Anspannung rausnehmen, so gut es geht. Einatmend den Beckenboden anspannen und das rechte Bein seitlich abspreizen. Der Rücken bleibt gerade dabei, Schultern hängen locker runter, Kiefer ist entspannt. Langsam bis fünf zählen, ausatmend das Bein wieder auf den Boden zurückbringen, Beckenboden lösen. Zehn Wiederholungen, danach das Bein wechseln.

3.) Füße hüftbreit auseinander (sodass nur eine kleine Lücke zwischen den Füßen ist), beide Beine gleichmäßig belasten, aufrecht und mit geradem Rücken stehen. Durchatmen, Beckenboden bewusst locker lassen, Anspannung rausnehmen, so gut es geht. Einatmend die Arme nach oben über den Kopf nehmen, Beckenboden dabei anspannen, strecken und dabei so lang wie möglich machen. Spannung kurz halten. Ausatmend nach unten gehen, Arme baumeln lassen, Beckenboden dabei lösen. Entspannen. Einatmend wieder aufrichten, dabei den Beckenboden mit anspannen, ausatmend wieder nach unten Richtung Boden „fallen" lassen, Beckenboden lösen. Viermal wiederholen.

Liegende Übungen:

1.) Seitenlage, Kopf bequem abgestützt (mit Hand/Arm oder Kissen), die Beine leicht anwinkeln. Die oben liegende Hand auf den Unterbauch (zwischen Bauchnabel und Schambein) platzieren. Bauch und Beckenboden sind entspannt. Der Bauch liegt locker in der Hand. Mit der nächsten Einatmung den Beckenboden und den Bauch anspannen, sodass sich der Bauch aus der Hand herauslöst. Flach weiter atmen, Schultern und Kiefer sind locker. Spannung halten, langsam bis fünf zählen. Mit der nächsten Ausatmung Beckenboden und Bauch wieder lockern, der Bauch fällt zurück in die Hand und ist entspannt. Sieben Wiederholungen, dann Seite wechseln.

2.) Seitenlage, Kopf bequem abstützen (mit Hand/Arm oder Kissen), das untere Bein leicht anwinkeln, der obere Bein gestreckt, aber ohne Spannung im Knie. Bauch und Beckenboden sind entspannt und locker. Einatmend nun den Beckenboden anspannen, das obere Bein leicht nach oben bewegen und wenige Zentimeter abheben. Spannung im Beckenboden halten, langsam bis sieben zählen, Bein wieder ablegen, Beckenboden lösen, durchatmen. Siebenmal wiederholen, anschließend die Seite wechseln.

3.) Rückenlage, Kopf liegt auf dem Boden auf, Beine aufgestellt. Beckenboden ist entspannt und locker, Schultern liegen entspannt und locker auf dem Boden. Beckenboden nun anspannen und den Po zur Brücke hochheben. Spannung dabei im Beckenboden halten, Schultern und Kopf bleiben locker auf dem Boden liegen, Kiefer locker. Die Knie nicht zu weit zur Seite fallen lassen, gegebenenfalls einen Ballon oder einen kleinen Ball zwischen die Knie nehmen. Langsam bis fünf zählen, anschließend den Po absenken. Beckenboden lösen sobald der Po auf dem Boden aufliegt. Durchatmen, entspannen. Siebenmal wiederholen.

4.) Rückenlage, Kopf liegt auf dem Boden auf, Beine aufgestellt. Beckenboden ist entspannt und locker, Schultern liegen entspannt und locker auf dem Boden. Beckenboden nun anspannen, Beine im rechten Winkel hochnehmen und wenige Zentimeter wieder Richtung Boden absenken. Darauf achten, dass die Knie nicht auseinandergehen, gegebenenfalls einen Ball oder Ballon dazwischen klemmen und mit den Knien halten. Langsam bis fünf zählen, dann Beine wieder abstellen und erst jetzt den Beckenboden wieder lösen. Durchatmen und entspannen. Fünf Wiederholungen.

Übungen im Vierfüßlerstand

1.) Die Knie eine Handbreit auseinander, die Hände schulterbreit auseinander, den Blick auf den Boden gerichtet, sodass die Halswirbelsäule eine Verlängerung der Wirbelsäule darstellt. Ausatmend den Rücken durchhängen lassen, Bauch und Beckenboden sind ganz locker und entspannt. Einatmend nun den Beckenboden anspannen, den Rücken zum Katzenbuckel rausstrecken. Bauch wird fest und spannt mit an. Spannung halten, flach weiteratmen, langsam bis fünf zählen, anschließend ausatmend wieder runterkommen, den Rücken durchhängen lassen, Beckenboden lösen. Siebenmal wiederholen.

2.) Die Knie eine Handbreit auseinander, die Hände schulterbreit auseinander, den Blick auf den Boden gerichtet, sodass die Halswirbelsäule eine Verlängerung der Wirbelsäule darstellt. Beckenboden anspannen, das rechte Bein ausstrecken. Langsam bis fünf zählen, Bein Wiederabsetzen die Beckenbodenspannung lösen. Siebenmal wiederholen, danach Bein wechseln.

Während jeder Übung das Atmen nicht vergessen, die Schultern und den Kiefer locker lassen und nicht verkrampfen. Darauf achten, dass die Zähne nicht fest aufeinandergebissen sind. Zwischendurch den Beckenboden bewusst lockern und lösen, entspannt durchatmen, das Becken mal kreisen lassen, Schultern und Nacken lösen und ebenfalls kreisen lassen. Viel trinken, damit Nieren und Blase gut durchgespült werden. Beim Husten und Niesen den Beckenboden anspannen (sofern möglich). Täglich zehn Minuten den Beckenboden trainieren und immer auf die bewusste Entspannung des Beckenbodens achten.

Die genannten Firmen übernehmen keinerlei Haftung für die im Buch genannten Rezepturen und Empfehlungen. Vor einer Eigenbehandlung sollte ein Heilpraktiker oder Arzt Ihres Vertrauens mit in die Therapie einbezogen werden.

	Nr. 1 Calcium fluoratum	Nr. 2 Calcium phosphoricum	Nr. 3 Ferrum phosphoricum	Nr. 4 Kalium chloratum	Nr. 5 Kalium phosphoricum	Nr. 6 Kalium sulfuricum	Nr. 7 Magnesium phosphoricum	Nr. 8 Natrium chloratum	Nr. 9 Natrium phosphoricum	Nr. 10 Natrium sulfuricum	Nr. 11 Silicea	Nr. 12 Calcium sulfuricum
Bindehautentzündung			XXX	XXX		XXX		XXX		XXX	XXX	XXX
Gerstenkorn	XXX		XXX	XXX		XXX		XXX	XXX		XXX	
trockene Augen	XXX							XXX				
grauer Star	XXX							XXX	XXX	XXX	XXX	
grüner Star				XXX	XXX		XXX	XXX	XXX	XXX	XXX	
Borreliose			XXX		XXX		XXX		XXX	XXX		
Entzündungen			XXX	XXX		XXX	XXX					XXX
Immunsystem	XXX	XXX	XXX				XXX					
Burn-out		XXX	XXX		XXX		XXX	XXX				
Sauerstoffaufnahme			XXX		XXX				XXX	XXX		
Blutbildung	XXX	XXX	XXX						XXX			
Stress/Anspannung		XXX	XXX		XXX		XXX					
Darmregeneration				XXX		XXX		XXX	XXX	XXX		
Eisenmangel	XXX	XXX	XXX		XXX		XXX					
Erhöhter Blutdruck	XXX		XXX		XXX		XXX		XXX			
muskuläre Anspannung		XXX			XXX		XXX					
Säure-Basen Haushalt						XXX		XXX	XXX	XXX	XXX	XXX
Nervosität		XXX			XXX		XXX					
Herzstärkung					XXX		XXX	XXX	XXX		XXX	
Fieber			XXX		XXX	XXX						
eitrige Entzündungen			XXX			XXX				XXX		XXX
Entgiftung				XXX	XXX			XXX	XXX	XXX		
Knochen, Bänder, Sehne	XXX	XXX				XXX					XXX	
Zellteilung/Zellerneuerun	XXX	XXX	XXX	XXX		XXX						
Lymphfluss				XXX				XXX	XXX	XXX	XXX	XXX
Stoffwechselanregung				XXX			XXX	XXX	XXX	XXX		

Über die Autorin

Alexandra Nau

wurde 1975 in Dortmund geboren und lebt mit ihrer Familie in Hattingen. Das Thema Medizin hat sie schon immer interessiert, von Kindesbeinen an. Seit nunmehr zwanzig Jahren arbeitet sie daher in einem medizinischen Beruf. Bevor sie sich zur Heilpraktikerin weitergebildet hat, arbeitete sie als medizinische Fachangestellte (HNO, Neurologie, Urologie, Innere). Ihre Praxisschwerpunkte liegen in der Behandlung von unerfülltem Kinderwunsch, komplementärer Onkologie, hormonellen Dysregulationen, Allergiebehandlung, akute und chronische Schmerzen, chronische Erschöpfung, Stoffwechselstörungen wie zum Beispiel Kryptopyrrolurie sowie Erkrankungen der Verdauungsorgane.

Die Therapieschwerpunkte in ihrer Praxis sind therapeutische Frauen-Massage, Cranio-Sacrale Therapie, Schröpfen/Schröpfmassage, Blutegeltherapie, Schädelakupunktur, Atlastherapie, Dorntherapie, K-Taping, Mykotherapie.

Zusätzlich gibt sie Beckenbodenkurse, Entspannungskurse in Grundschulen sowie Babymassagekurse.

Als Heilpraktikerin ist es ihr wichtig, der Ursache von Beschwerden auf den Grund zu gehen und nicht einfach nur Symptome zu beseitigen oder zu unterdrücken.

www.naturheilpraxis-alexandra-nau.de

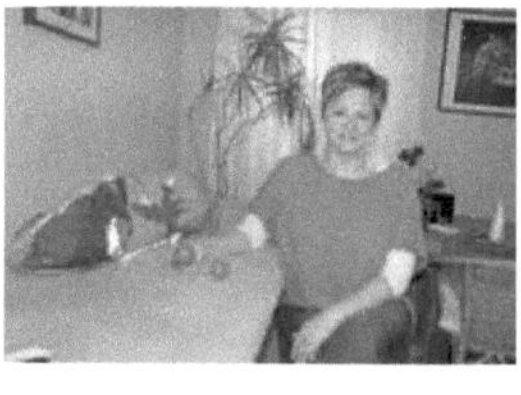

Von ihr außerdem im EPV erschienen:

Mensch und Gesundheit ganzheitlich betrachtet
Alexandra Nau
Ratgeber Naturheilkunde
Oktober 2016
ISBN: 978-3-945725-85-6
120 Seiten, Format 14,8 x 21 cm, Paperback
€ 8,90
Edition Paashaas Verlag, www.verlag-epv.de

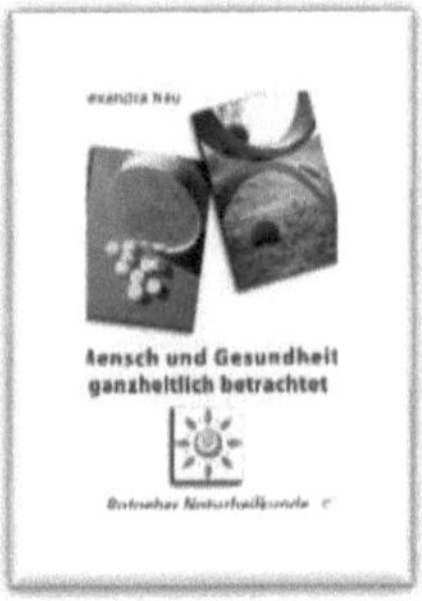

Ganzheitlich denken und behandeln:
Alexandra Nau ist Heilpraktikerin mit Herz und Seele.
Ausgestattet mit jahrelanger Erfahrung weiß sie um zahlreiche Präparate, Tricks und Behandlungsmöglichkeiten, welche die Schulmedizin positiv begleiten und unterstützen, auf dass verschiedene gesundheitliche Probleme gelindert werden oder gar beseitigt. Einige ihrer naturheilkundlichen Behandlungsmethoden sind in diesem Buch zusammengetragen.
In verständlicher Sprache verfasst, bietet dieser Ratgeber dem Leser einen informativen Überblick über häufige Erkrankungen, hilfreiche Gegenmaßnahmen und medizinische Alternativen. Angesprochen werden Erkrankungen wie: Blasenentzündung, Bluthochdruck, Cholesterin, Depression, Diabetes mellitus, Stoffwechselstörungen, Husten, Hautausschlag, Migräne, Allergien, Immunschwächen ...